Besser gut leben als einfach existieren

Vom Tohuwabohu des Lebens zur Klarheit der Lebenskunst

Karl Allmer

1. Auflage 2016

Besser gut leben als einfach existieren
Vom Tohuwabohu des Lebens zur Klarheit der Lebenskunst

© Karl Allmer 2016
© Titelbild: Fotolia - schinsilord

Inhaltsverzeichnis

Vorwort

Besser gut leben als einfach existieren, sagte sich Familienvater Karl Allmer, als er sich als selbsternannter Student der Lebenskunst gemeinsam mit seiner Frau und seinem kleinen Sohn auf den Weg machte, um eigene theoretische Ansätze auf dem Gebiet der Lebenskunst in der Praxis zu erproben. Karl kündigte seinen Job und verzichtete fortan bewusst auf Smartphone, E-Mail, Social Media, Fernseher und anderes „Tohuwabohu". Er gewann dadurch mehr Lebensqualität und im gleichen Zug mehr Klarheit über die wirklich wichtigen Dinge des Lebens zurück.

Vor 2 Jahren ging er noch einen weiteren Schritt. Nach einer Weltreise packte Karl gemeinsam mit seiner Familie die Koffer in Österreich und wanderte nach Südspanien aus. Nun zieht er Resümee und lässt dich teilhaben an seinen Erfolgen, aber auch seinen Misserfolgen. Denn auch über schwierige Situationen weiß er anschaulich zu berichten. Kurzweilig und mit zahlreichen persönlichen Einblicken in Karls Weg gibt dir dieses kleine Büchlein eine Reihe an praktischen Tipps für deine eigene Lebensgestaltung.

„Besser gut leben als einfach existieren" ist ein Buch für alle, die ihr Leben nach selbst gesetzten Maßstäben gestalten und die dem stressigen Alltag entrinnen und mehr Zufriedenheit, Genuss und Gelassenheit in ihr Leben bringen möchten. Du erfährst anhand gelebter Beispiele des waschechten Lebenskünstlers Karl Allmer, wie auch du dein Leben unabhängig deiner derzeitigen Ausgangsposition sofort und langfristig in ein selbst entworfenes Kunstwerk verwandeln kannst. Auch wenn manche Situation ausweglos erscheint, so heißt das Motto eines Lebenskünstlers „Agieren statt Resignieren".

Und auch wenn man die Welt im Alleingang nicht retten kann, so macht sie ein Lebenskünstler durch seine persönliche Dedikation hin zu den lebenswertesten Dingen des Lebens ein Stückchen besser. Wenn auch Du den maximalen Genuss aus deinem Dasein herauskitzeln möchtest, dann ist dieses Büchlein genau das richtige für Dich.

Mike Lippoldt

Mike Lippoldt wanderte vor über 14 Jahren ohne Geld in ein neues Leben aus. Heute geniesst er als Blogger und freier Autor sein Dasein im sonnigen Andalusien. Mehr über Mike erfährst DU hier: mikelippoldt.com

Einleitung

Momente, in denen wir das Leben spüren und uns wirklich lebendig fühlen, in denen wir eins sind mit uns und der Welt, diese Momente sind rar geworden im Alltag vieler. Ist unser gewöhnlicher Tag doch meist geprägt von Arbeit, Haushalt und sonstigen täglichen Pflichten. Der Homos Oeconomicos wurde gefangen vom Stress des Alltags. Momente der Leidenschaft, des Genusses und des schönen Lebens lassen sich nur selten blicken. Zu gut verstecken sie sich unter dem Deckmantel der Pflichten. Doch muss dies so sein?

Existierst Du noch oder lebst Du schon?

Existenz und Leben, zwei Wörter die sich ähnlich sind, das eine ist ohne dem anderen nicht möglich. Ich kann nicht leben ohne existent zu sein, doch kann ich existieren ohne wirklich zu leben. Dabei meine ich das Wort Leben nicht im biologischen Sinn, viel mehr Leben im Sinne der Lebenskunst. Denn dies bedeutet ein selbstbestimmtes Leben zu führen, seinen individuellen Lebensweg zu gehen und auch Veränderungen durchzuführen. Wozu? Um ein gutes Leben zu führen, voller Genussmomente, voller Leidenschaft und beständiger Heiterkeit. Ok wirst Du Dir jetzt denken, ist der Typ jetzt high? Nein bin ich nicht, natürlich gibt es auch im Leben eines Lebenskünstlers schwierige Phasen und Pflichten. Doch mit der richtigen Einstellung werden diese gemeistert. Entscheidend ist, ist man Kapitän seines eigenen Lebens oder nur Fahrgast, unterwegs in eine Richtung, die man nicht bestimmen kann? Vor mehr als drei Jahren hatte ich festgestellt, dass ich ein fremdbestimmtes Leben führte, ich machte Karriere weil es in der Gesellschaft angesehen war, ich hatte einen Kredit an der Backe für eine schöne Wohnung und fuhr ein schönes Auto. Ich war ein pflichtbewusster Arbeiter, gefangen im Hamsterrad. Ich existierte zwar, aber das Gefühl von wirklichem Leben war aus mir gewichen. Doch wo war es hin und wie konnte ich das Gefühl mein Leben selbstbestimmt zu leben, zurückbekommen? Dies waren die Fragen, die ich mir vor über 3 Jahren gestellt habe. Auf dem Weg die richtigen Antworten zu finden, habe ich im September 2014 mein Leben wieder selbst in die Hand genommen. Ich habe den Blog lebenskuenstler.co gestartet und mich mit Themen für ein schönes und gutes Leben auseinander gesetzt. Ich wollte:

Mehr Selbstmächtigkeit – weniger Fremdbestimmung
Mehr Freizeit – weniger Arbeit
Mehr Gelassenheit – weniger Stress
Mehr Heiterkeit – weniger Krimskrams
Mehr Zeit – weniger Pflichten
Mehr Glücksmomente – weniger Alltagsfrust
Kurz gesagt, mehr leben und weniger existieren.

Vom Tohuwabohu des Lebens zur Klarheit der Lebenskunst

„Weise Lebensführung gelingt keinem durch Zufall. Man muss, solange man lebt, lernen, wie man leben soll." Dies meinte einst ganz passend der römische Philosoph Seneca. Auch ich lerne ständig Neues und mache neue Erfahrungen. Auch für diesen Blog habe ich mich inspirieren lassen von unterschiedlichsten Büchern der Persönlichkeitsentwicklung und der Philosophie. Diese Ideen habe ich auf den Prüfstand gestellt, ausprobiert und manchmal adaptiert. Jede einzelne Inspiration hat mich meinem Ziel, ein selbstbestimmtes und zufriedenes Leben zu führen, näher gebracht. Selbst wenn sich herausgestellt hat, das die eine oder andere Methode für mich nicht zu gebrauchen war. Alle meine Erfahrungen habe ich hier auf meinem Blog niedergeschrieben.

Entstanden ist daraus ein wunderbares Potpourri der unterschiedlichsten Ideen und Geschichten. Über 100.000 Menschen ließen sich davon in den letzten Jahren inspirieren.

Damit diese Beiträge für alle übersichtlich und einfach lesbar sind, habe ich daraus ein Buch gemacht.

Darin findest Du all meine Erfahrungen und Geschichten der Lebenskunst für mehr Klarheit, Selbstbestimmung und Zufriedenheit!

Lass Dich inspirieren und genieße den Weg der Lebenskunst!
Liebe Grüße

Das Leben, das Selbst und die Macht

Mein Abschiedsbrief an das System – eine Erkenntnis

Hast Du das Gefühl, dass Du ein fremdbestimmtes Leben führst. Dass jemand anderes die Zügel in der Hand hält, dass Du nur mehr funktionierst und nicht mehr lebst? Dann habe ich eine gute Nachricht für Dich. Du bist nicht allein. Denn genau dieses Gefühl begleitete mich auch jahrelang und vielen Menschen geht es heute noch so. Warum? Jeder Schaffensdrang, jede Individualität wurde uns ausgetrieben Wir wurden reingesteckt in ein Raster, um später als Arbeitsmaschinen ordnungsgemäß zu funktionieren. Kinder, die aus der Reihe tanzten waren Lauser, hyperaktiv oder einfach zu nichts zu gebrauchen. Individuelle Leidenschaften oder Talente wurden nicht gern gesehen. Als Störenfried oder als sonderbar wurde man dann gern bezeichnet. Wir mussten lernen, was dem System zuträglich war. Ob uns dies interessierte, das interessierte niemanden. Wir sollten nicht aus der Reihe tanzen und stets ordentlich gekämmt und gestriegelt sein. Denn was sollten sonst die Leute dazu sagen. Lehrer förderten das brave Sitzen in der ersten Reihe, das Kuschen, das fleißige Aufzeigen, wehe Dem der eine kritische Frage stellte. Wehe Dem, der seinen eigenen Weg gehen wollte. Du Rowdy, Du eigenartiges Kind, pass Dich doch an, hat so ein Lehrer dann gesagt. Uns wurde vorgeschrieben wann wir aufstehen durften und wohin wir gehen sollten. Ja sogar wie wir zu beten haben, wurde uns vorgeschrieben. Jahrelang wurde uns gesagt, das System meint es nur gut mit uns. Doch nur dann, wenn wir wie ein Rad im System funktionieren. Auch ich habe funktioniert. Ob ich glücklich war, diese Frage wurde nicht gestellt. Bist Du glücklich? Diese Frage hörte man nicht, weder von den Lehrern noch von den Politikern. Das Ziel des Systems war ausschließlich uns zu formen, unser Hirn mit Wissen vollzupumpen und aus uns funktionierende System-Erhalter zu machen. Ob dies Spaß macht oder nicht, dies wurde nie gefragt. Und ich frage mich, muss das so sein? Nun liebes System, heute habe ich Dir etwas zu sagen; Liebes System – Leck mich am Arsch!

Ich bin nicht mehr bereit, mich anzupassen. Ich habe keine Lust mehr, wie eine geölte Maschine zu funktionieren. Ich habe keine Lust mehr, mein Leben auf später zu verschieben. Ich habe keine Lust mehr, die Meinungen des Systems zu akzeptieren. Ich habe keine Lust mehr, nur das zu lernen, was mir vorgeschrieben wird. Ich habe keine Lust mehr, den Meinungen der Massen und der Medien zu folgen. Tagtäglich gehe ich lieber dem nach, was mich erfüllt, als dass ich mich mit Dingen zuschütte, um weiter das System zu füttern. Liebes System, ich sage Danke und leise Servus! Ich mache lieber das, was mich mit positiver Energie durchströmt, als noch länger deiner Lehrmeinung zu folgen. Ich verzichte auf Reichtum, Güter und auf das Fernsehen. Viel lieber widme ich mich meinem kreativen Tun, dem Schafen – kurz, dem schönen und guten Leben. Denn das Glück und die Zeit lassen sich nicht sparen und auf später verschieben. Liebes System, ich bin ein Genie! Das mag vielleicht etwas arrogant klingen aber, liebes System, wir sind ALLE Genies. So wurden wir geboren, das ist unsere Natur. Wir waren kleine, neugierige, aufgeweckte, liebevolle Genies, voller Ideen und voller Tatendrang. Bis wir eines Tages vom System in die Kralle genommen wurden. Und im gleichen Moment flossen die Neugierde, die Abwechslung und unsere Kreativität aus unseren Adern. Bis wir schließlich nur mehr funktionierende System-Erhalter waren. Deshalb sage ich jetzt zum Abschied leise Servus, ich sage Danke für die Aufmerksamkeit. Ich gehe weiter meinen Weg, jeden Tag und jede Minute, gehe ich den Weg der Lebenskunst. Auf Stimmen von außen kann ich gut und gerne verzichten. Und jeden Tag komme ich mir näher und entledige mich immer mehr meiner

Rüstung, die Du, liebes System, mir aufs Auge gedrückt hast. Schon vor Jahren machte ich die ersten Schritte und bog in eine andere Richtung. Ich wusste nicht wohin. Deshalb startete ich mit ganz kleinen Schritten, habe angefangen zu schreiben und habe so meine wahres Inneres kennengelernt. Dies waren die ersten Schritte, um mir selbst treu zu sein und MEINE Persönlichkeit auszuleben. Auch wenn ich noch lange nicht am Ziel bin, so werde ich ständig weitergehen. Und Du, lieber Leser, liebe Leserin, wie geht es Dir damit? Welchen Schritt möchtest Du gehen, um Deinem wahren Ich näher zu kommen? Wieviel Leidenschaft steckt in Dir? Wieviel Zeit am Tag verbringst Du mit Deiner Leidenschaft? Was wurde Dir ausgetrieben? Was möchtest Du verändern?

Mache den ersten Schritt und genieße den Weg der Lebenskunst

Weniger Gift für den Geist – mehr Leben

Plakate, Nachrichten, E-Mails, Facebook Updates, Zeitungen, Prospekte, Radiogedudel, Fernsehsendungen, Werbespots, Dauerbeschallung im Einkaufszentrum, Werbung auf öffentlichen Toiletten, in U-Bahnen und auf Haltestellen. Wo wir stehen, gehen oder sitzen werden wir mit Informationen bombardiert. Wir bekommen heutzutage an einem Tag so viel Information serviert wie ein Mensch vor 2000 Jahren in einem ganzen Jahr! Die Folge: wir fühlen uns überfordert, unser Energie-Level sinkt und wir werden mit der Zeit Wuki Wuki. Vor vier Jahren habe ich mir die Frage gestellt: Muss das so sein?

Geistige Selbstmächtigkeit

Tag für Tag werden wir von den Medien beeinflusst – oft gänzlich unbewusst- und dadurch verändert sich unser tägliches Verhalten. Unsere Gedanken und Gefühle werden von außen beeinflusst und gelenkt. Durch zu viel Information rennen wir schlaflos und verwirrt durch das Leben. Betäubt von der Werbung und ihren schönen Versprechungen. Gelähmt von den negativen Nachrichten aus den Medien. Überfordert von der täglichen Informationsflut in der Arbeit. Das einzige Mittel dagegen ist die bewusste Gegensteuerung, um nicht unterzugehen in der Informationsflut des 21. Jahrhunderts. Es gibt unterschiedlichste Varianten und jede ist es Wert ausprobiert zu werden. Aussortieren, Reduzieren und Eliminieren ist angesagt. Dein Unterbewusstsein wird es dir mit einem Stückchen mehr Zufriedenheit und einer Portion freiem Denken danken!

Smartphone – Amnesty International schaltet sich ein:
Das Smartphone, so nützlich wie es uns mit Informationen versorgt, so verheerend wirkt es sich auf unsere Psyche aus. Wie ein Folterinstrument versorgt es unser Hirn - jedes Mal dann wenn sich eine kleine Pause auftut - mit neuen Impulsen.

Immer und überall. Das hat unser Hirn nicht verdient. Denn das Hirn braucht Erholung. Ich war auch ein getriebener dieses Gerätes. Bezahlt von meiner Firma kam ich in den Genuss eines Smartphones. Als ich das Hamsterrad im Februar dieses Jahres verlassen habe, durfte ich dieses Folterinstrument abgeben. Der Anfang war hart, zugegeben. Doch nach der ersten Entwöhnungsphase hat sich bei mir richtige Entspannung im Körper breit gemacht. Auch wenn Du vielleicht nicht komplett auf das Ding verzichten kannst oder willst, überprüfe Deine Smartphone Nutzung und mache bewusste Pausen. Nutze den nächsten langweiligen Moment und lasse den Hirnschocker in der Tasche. Genieße die Langweile - Dein Hirn hat sich die Pause verdient. Und Amnesty braucht auch nicht mehr eingreifen.

Fernsehen klüger oder dümmer?: „Das Fernsehen macht die Klugen klüger und die Dummen dümmer." Meinte einst Marcel Reich-Ranicky. Und irgendetwas ist auch dran. Die Fernsehsendungen sind auch nicht das Problem. Eher das Wie und das Wieviel. Im Durschnitt werden in Deutschland, Österreich und der Schweiz pro Tag 4 Stunden ferngesehen. Zappen und Nebenherschauen inklusive. Fast eine Stunde davon ist reine Werbung – dann kommen noch Sponsorings bei Sportveranstaltungen, Produkt Placements bei jedem Hollywoodstreifen oder sonstige Produktempfehlungen. Werbung weckt Sehnsüchte und zugleich aber auch Angst. Indirekt wird unserem Unterbewusstsein Angst eingeflöst. Die Angst, dass, wenn Du diese Schokolade nicht kaufst, Deine Kinder Dich nicht mehr mögen. Die Angst, dass, wenn du dieses Bier nicht trinkst, Du keine Freunde mehr hast. Die Angst, dass, wenn Du die Versicherung nicht abschließt, Du finanziell bald ruiniert sein könntest. Und natürlich - nicht zu vergessen - die Menge an schlechten Nachrichten in den Nachrichten. Und zum Drüberstreuen noch einen kleinen Krimi. Und das soll entspannend sein? Ich bezweifle es einmal, ohne wissenschaftlichen Beweis. Deshalb habe vor vier Jahren begonnen, mein Fernsehverhalten zu überdenken. Zu Beginn habe ich mich entschieden auf das Zappen zu verzichten und mir nur mehr bewusst Sendungen anzusehen. Sobald ich mich beim Zappen erwischt habe, wurde der Fernseher ausgeschaltet. Schon allein dadurch hat sich die Zeit reduziert. Im zweiten Schritt habe ich mich konsequent auf 2 Stunden pro Tag reduziert. Eine Sendung, ein Film oder ein Fußballspiel sollte sich ausgehen. Und der Ton wurde während der Werbung ausgeschalten. Den Rest des Abends hatte ich wieder mehr Zeit für die zwei L's: Lektüre und Liebe. Beides hat mir den Abend versüßt. Kurz vor unserem Umzug hat es das Schicksal so gewollt, dass unser Fernseher den Geist aufgegeben hat. Er wurde bis heute nicht ersetzt. Jetzt werde ich zwar nicht mehr klüger aber dümmer auch nicht unbedingt. Und als kleinen Bonus bekam ich noch mehr Zeit für die angenehmen Dinge des Lebens geschenkt. Ein drittes L hat sich dazugesellt. Ich habe wieder zu laufen begonnen.

Radio kills the music:: Geschwafel, Werbung, wieder Geschwafel - kurz unterbrochen von etwas Musik. So fühlt sich Radiohören für mich an. Deshalb habe ich es durch einen Mp 3 Player ersetzt. Hier spielt die Musik. Immer öfter genieße ich einfach die Stille - auch ganz angenehm.

Der Senf und die Werbung: Wo man hin sieht, man entkommt der Werbung nicht. Ambient Media wird das neudeutsch genannt. Alles was uns umgibt. Plakate, Haltestellen oder U-Bahnwerbung. Sogar bis auf die Toilette wird man verfolgt. Vor drei Jahren hat dies dazu geführt, dass sich ein Senf in unseren Kühlschrank verirrt hat. Und ich hasse Senf. Was war geschehen? Ich machte mich auf Spurensuche wie einst Sherlock Holmes. Hatte mir vielleicht ein Einbrecher den Senf in den Kühlschrank gelegt? Und was wollte er mir damit sagen? Nein es war viel einfacher. Direkt vor unserer damaligen Haustüre prangerte zur selben Zeit ein großes Plakat des besagten Senfes. Und diese Werbung hat es in mein Unterbewusstsein geschafft, hat sich beim Einkauf mein Bewusstsein vorgenommen und der Senf war im

Einkaufswagen gelandet. Seither wird nur mehr mit Einkaufsliste eingekauft. Die Club und Mitgliedskarten der Handelsketten habe ich zerstört und Prospekte wurden aus dem Postkasten verbannt. Ich möchte noch selbst entscheiden, was ich kaufe.

Zeitung und Internet: Die Zeitung hat sich bei mir in die Onlinewelt verlagert. Deshalb fasse ich diese beiden Medien fein zusammen. Wie überall gibt es auch im Internet einfach ein Zuviel an Informationen. Wenn ich im Internet bin, verhalte ich mich wie ein Kind, ich kenne kein Genug. E-Mails, Social Media oder einfach quer durch den Internetdschungel surfen – zwecks Recherche – ja klar! Die Leichtigkeit des Internets führt bei mir leider zu Leichtsinn! Wenn ich könnte, würde ich einen ganzen Tag vor dem Ding verbringen. Warum kann ich nicht? Weil ich mich kenne und mich deshalb selbst begrenzt habe. Ich habe das Kind in mir zum Nichtsurfen gezwungen und mir ein Zeitlimit als Kindersicherung zugelegt. So bleibt meine Sucht in den Schranken – vorerst. Vielleicht schaffe ich es bald von ganz allein!

Am Ende mehr Leben

So und was mache ich jetzt den ganzen Tag, wenn ich so wenig in den Medien herum hopse. Ich genieße das Leben. Ich gönne mir regelmäßig meine Vergnügungen, verbringe viel Zeit mit meinen Liebsten und habe genug Zeit für persönliche Hobbys. Seit ich den Weg des Medienentzuges gegangen bin, ist mein Zufriedenheitsniveau in ungeahnte Höhen gestiegen. Prädikat – absolut empfehlenswert!

Vom Shopping-Wahn zur Askese - ein Selbstversuch

Großes Getöse, Blinky Blinky und da eine Supergeile Aktion - überall röhrt es aus allen Ecken mit Dauerbeschallung. Da ist es gar nicht so leicht, der Versuchung zu widerstehen und ganz locker nichts zu kaufen. Dennoch starte ich als Student der Lebenskunst ein Selbstexperiment.

Mein Ziel: weniger Sondermüll, mehr Leben

Der Ausgangspunkt meiner Zielsetzung ist eine Bestandsaufnahme. Wieviel besitze ich und was brauche ich eigentlich? Beim wieviel wird mir gleich schwindlig, denn wenn ich mir ausrechne, welche Summen ich in den ganzen Plunder gesteckt habe, der momentan sinnlos in der Gegend herumkugelt... Wenn ich nur an den Betrag denke, dann wird mir als Mensch mit Höhenangst ganz mulmig im Magen. Deshalb folge ich nun zwei Vorsätzen und Ausnahmsweise warte ich damit nicht bis Neujahr, denn das Minus auf meinem Konto ist so tief wie der Mariannengraben und darum starte ich lieber gleich:

1. Alles verkaufen, was sich bis 3 nicht in Sicherheit gebracht hat!
2. Keinen sinnlosen Sondermüll mehr kaufen!

Verkaufen, Verkaufen, Verkaufen

Ich verkaufe alte Relikte wie meine Firmungsuhr und unnützes wie meine Kletterausrüstung. Alles, was bereits Staub angesetzt hat, kommt unter den Online-Hammer. 123meins heißt es in der Werbung so schön. Ich fotografiere, beschreibe und registriere was das Zeug hält. Damit ich mein unnützes Zeug so schnell wie möglich loswerde. 38 Artikel habe ich online gestellt. Jetzt heißt es warten und dann einkassieren. Das mit dem Warten funktioniert schon mal ganz gut. Das Kassieren lässt noch etwas auf sich warten. Ich möchte jetzt keine langen Reden schwingen, aber der Verkauf lief mehr als schleppend. Von 38 Artikeln habe ich nur 4 verkauft, der Rest bleibt mir erhalten. Und mein Minus am Konto hat sich nur in Mauskniehöhe bewegt. Böse Zungen würden behaupten, das war ein Rohrkrepierer.

Nicht mehr kaufen, nicht mehr kaufen, nicht mehr kaufen

Muss ich wegen meinem neuen Mantra jetzt verhungern? Nein, weil um die Lebensmittel kümmert sich ganz emanzipiert meine Frau. Aber wo soll ich anfangen und wo aufhören? Gerade in der Weihnachtszeit ist das nicht so einfach. Die Geschenke für meine Neffen und Nichten kann ich nicht streichen - ich möchte ja nicht die Kinder leiden lassen, nur weil ich mal wieder einen Vorsatz habe. Und für mich selbst ? Na ja, eine neue Winterjacke muss schon sein - oder doch nicht? Was ist denn mit meiner alten? Eigentlich ist die noch passabel - ganz in schwarz und deshalb auch schön in Mode. Na bitte, ein Punkt für mich. Altes zu verkaufen wird einem das Konto nicht merklich aufbessern. Das einzige was sich bessert, ist das Gewissen, wenn man mal nicht dem Konsum-Wahn frönt. Das ist ja auch nicht schlecht. Beim nicht mehr kaufen habe ich mir selbst zwecks Überschaubarkeit eine Regel aufgestellt: Ich kaufe mir nur etwas Neues, wenn das Alte über den Jordan gehen muss.

5 Gute Gründe für weniger Krimskrams und mehr Leben

Hast du schon einmal eine Inventur Deiner Habseligkeiten gemacht? In Nordeuropa hat ein durchschnittlicher Haushalt circa 10.000 - in Worten zehntausend - Dinge im Haushalt herumliegen, herumstehen oder herumhängen. Doch braucht der moderne Homo oeconomicus diese Dinge wirklich?

Warum weniger Krimskrams?

Weniger warten: Damit meine ich nicht das Warten auf den Bus, um das Ding zu besorgen. Nein - jedes Teil muss irgendwie gewartet werden. Es braucht Wartung, Pflege. Es will auch benutzt werden. Entweder werden die Batterien leer, der Lack fällt ab oder ein Löchlein tut sich auf. Alles möchte irgendwie Beachtung haben. Denn schließlich hat man es auch gekauft.

Weniger putzen: Jedes einzelne Ding will aber nicht nur gewartet werden. Nein, auch beispielsweise beim Putzen hält es uns auf. Allein schon das Hin- und Herräumen der Dinge, damit alle Ecken geputzt werden können, ist schon lästig. In dieser Zeit könntest Du genüsslich ein Eis schlecken!

Weniger kaufen: Auch wenn Du die Dinge noch so gut pflegst, gehen sie irgendwann kaputt. Dann möchte man sie ersetzen. Also heißt es den schönen freien Samstag mit Shopping zu verplempern. Dabei gäbe es so viele schöne Vergnügungen, die Dir den Samstag versüßen könnten.

Mehr Unabhängigkeit: Irgendwie hängt man doch an den Dingen. Keine Ahnung wie die Dinge das schaffen. Wie sie uns manipulieren. Selbst von den unnötigsten Anschaffungen, wie einer Saftpresse und meiner Puls-Uhr, habe ich mich nur schweren Herzens getrennt. Doch nach der Trennung folgte das Gefühl der Erleichterung.

Mehr Geld im Börserl: Geld ist zwar nicht das Wichtigste im Leben, aber wenn ich dann weniger malochen muss, soll es mir auch recht sein. Deshalb gefällt mir die weniger Krimskrams Methode ganz gut.

Der Weg zu mehr Leben

Die Jahresinventur: Mache eine Inventur Deiner Dinge. Denke kurz darüber nach, wann Du sie das letzte Mal verwendet hast. Und sollte dies über ein Jahr her sein, dann sortiere sie aus. Mache Dir keine Illusion, es kommt nicht mehr in Mode. Jetzt heißt es entweder verkaufen oder verschenken.

Die „Brauche-ich-das-wirklich-Nacht": Viele Menschen kaufen aus einem Impuls heraus, sie wurden von den Medien eingelullt. Deshalb gönne Dir vor jedem Kauf noch eine Nacht, um über deine Entscheidung zu schlafen, bevor du auf kaufen klickst.

Die Suche der kostenlosen Alternative: Die Menschheit wird zugeschüttet mit Dingen. Jedes Unternehmen will seine Produkte verkaufen. Egal, ob die supermoderne Multifunktionskleidung oder ein Feierabendhammer mit Flaschenöffner. Alles findet einen Käufer. Ich stelle mir öfter die Frage wie meine Vorfahren - Eltern oder Großeltern – ohne diesen Schnickschnack überleben konnten? Wie habe ich das selber in meiner Kindheit gelöst? Denn auch in meiner Kindheit hatte ich Spaß und machte Sport ganz ohne Multifunktionskleidung und Puls Uhr. Und mein Opa konnte sein Bier wahrscheinlich auch ohne einen speziellen Feierabendhammer mit Flaschenöffner öffnen.

Die Kreditkartenvernichtung: Die Kreditkarte ist der größte Freund des Konsums und der größte Feind des Bankkontos. Ich gebe zu, ich möchte auch nicht auf sie verzichten. Doch um mich selbst vor einem Impulskauf zu schützen, habe ich sie für mich schwer erreichbar gemacht. Ich habe sie in das Gefrierfach gelegt. Dies dient mir als kleiner Anker, um mir bewusst zu machen, dass mein Geld auf dem Konto momentan eingefroren ist. Die richtig harten Lebenskünstler unter uns können die Kreditkarte auch einfach zerschneiden.

Das eigene Limit: Jede Veränderung im Leben braucht einen Masterplan. Wenn Du Dich auch für einen minimalistischen Lebensstil entscheiden möchtest, dann beginne mit einem Plan. Setze Dir Ziele, Zwischenziele und Limits. So behältst Du den Überblick.

Persönliche Inventur: Und wieviel Zeug liegt bei Dir Zuhause herum? Als ich mich selbst auf den Weg der Lebenskunst gemacht habe und mich bewusst für weniger Krimskrams und mehr Leben entschieden habe, war ich erstaunt. Ich war erstaunt über dieses viele unnötige Zeug. Dabei habe ich mich immer für einen vernünftigen Menschen gehalten. Doch es waren unzählige Dinge wie z.B. ein Laufband, eine Saftpresse, eine Salatschleuder, ein Balanceboard und noch viele mehr, die sich Zuhause sinnlos und ohne Verwendung angehäuft hatten. Irgendwann aus einem Impuls heraus gekauft, blockierten sie später nur mehr mein Leben. Ich kann diesen Schritt nur jedem nahe legen. Denn mein Leben fühlt sich entspannter und leichter an. Viel Ballast wurde mir abgenommen. Denn was man nicht hat, kann man nicht verlieren.

Verzichte und rette die Welt

Geiz ist geil! Das war einst der sehr erfolgreiche Slogan eines Elektronikhändlers, der die Welt mit elektronischen Pille-Palle zum Sonderpreis beglückte. Und die Menschen fanden das lustig und so war unser Alltag fortan vom neuesten Elektro Schrott dominiert. Doch es war nicht nur dieser eine Slogan, der erfolgreich war. Er war Synonym für eine neue Ära, deren Motto Hauptsache billig war - eben Geiz ist geil. Und diese Einstellung ist bei vielen Menschen bis heute aktuell. Doch immer mehr Menschen werden beim billigen konsumieren von einem komischem Gefühl in der Bauchgegend begleitet. Die 90er Jahre standen im Zeichen des Turbokapitalismus. Der Mensch wurde zum Verbraucher reduziert. Werte wie Menschlichkeit, Gleichberechtigung oder Ökologie wurden immer weiter nach hinten gedrängt. Sie wurden ersetzt durch die neue Religion – Kapital. Es wurden Begierden geweckt und immer mehr Produkte produziert. Doch damit nicht genug. Ein Schuss Profit darf auch noch sein. Deshalb wurden immer mehr Produktionsstätten ausgelagert. Dadurch war es möglich immer neue Produkte zu immer günstigeren Preisen zu produzieren. Die schon längst als besiegt geglaubte Sklaverei feiert ein trauriges Comeback – selbst in Europa. Egal ob Früchte aus Spanien, Sportschuhe aus Bangladesch oder Smartphones aus Taiwan. Auch auf Gesundheit und Umwelt wird immer weniger Rücksicht genommen. Gifte gelangen in die Umwelt und in die Lebensmittel, die wir konsumieren. Und auch der Energiebedarf wird durch die Kauf- und Wegwerfgesellschaft nicht geringer. Wenn man sich das so überlegt, lässt sich nur schwer damit leben. Denn was man auch kauft und konsumiert, alles ist vorbelastet. Und aus einem mulmigen Gefühl in der Magengegend wird richtige Übelkeit. Doch was tun gegen die Übelkeit? Einen Jägermeister trinken? Oder hoffen und warten bis der Messias kommt und es für uns richtet? Beides ist wohl eher wenig hilfreich. Ich werde mich weder ständig betäuben können, noch wird irgendwer alleine die Welt retten.

Agieren statt resignieren

Das Schlimme an der turbokapitalistischen Gesellschaft ist, dass man um die Zustände weiß, den Ausweg aber nicht findet. Und diese Ausweglosigkeit verursacht ein Gefühl der Ohnmacht. Denn die Welt wird regiert von Gier, Korruption und Unfähigkeit. Und als einfacher Bürger sollen wir einfach nur zusehen und konsumieren. Damit sich das Rad des Kapitals schön weiterdrehen kann. Die einzige Alternative: man lässt es bleiben. Steigt aus dem System aus, verzichtet auf alles und versorgt sich nur mehr selbst. Doch wem kann das schon gelingen? Irgendetwas braucht man ja immer, der absolute Ausstieg bleibt eine Utopie. Viel zu groß ist die Hürde. Also fangen wir erst gar nicht an und lassen alles beim Alten. Doch genau da ist der Fehler im System. Wenn niemand anfängt, bleibt alles beim Alten. Es ist doch besser, ich agiere jetzt und fange im Kleinen an, als ich komme nie ins Gehen. Auch wenn ich die Welt nicht im Alleingang retten kann, so mache ich sie doch ein Stückchen besser.

Die großen Hürden überwinden

Doch wo fängt man an? Muss ich alles ändern und auf alles verzichten? Jetzt sofort besser gestern als heute? Dies wird nur bei den wenigsten funktionieren. Schließlich sind wir Gewohnheitstiere und wir alle haben unsere Gewohnheiten liebgewonnen. Wir haben uns im System einen Lebensstil angeeignet, der über unseren Verhältnissen liegt und weiter das System füttert. In diesem Lebensstil haben wir es uns richtig gemütlich gemacht. Deshalb ist Veränderung auch so schwer. Und alles auf einmal zu verändern wird nicht funktionieren. Unser innerer Schweinehund würde uns ob der großen Hürde einen Strich durch unsere Veränderungsrechnung machen.

Deshalb braucht es einen Plan. Um endlich die Hürde des Systems und der eigenen Gemütlichkeit zu überwinden.

Die Möglichkeiten austarieren

Bevor wir die Veränderung anpacken, brauchen wir eine Übersicht. Es gibt viele Möglichkeiten, für diese Welt ein Körnchen Hoffnung zu setzen. So zum Beispiel

- auf neue Kleidung verzichten
- auf Plastik-Sackerl (Plastiktüten) verzichten
- kein Fleisch mehr essen
- nicht mehr mit dem Auto fahren
- Müll trennen
- nur mehr Fair Trade Produkte kaufen

um hier nur ein paar zu nennen. Wenn Du aber mit dem Gedanken spielst, alles auf einmal umzusetzen, mach eine kurze Denkpause. Denn wenn wir im Alltag mit allen Veränderungen gleichzeitig konfrontiert sind, werden wir schwach. Die Hürde ist zu groß und wir fallen wieder in alte Verhaltensmuster zurück, ganz nach dem Motto – jetzt ist es eh schon wursch (jetzt ist es auch egal).

#VerzichteundrettedieWelt

Wer die Welt retten will, muss klein anfangen. Weniger ist in diesem Fall mehr. Denn je weniger wir konsumieren, desto weniger müssen wir wegschmeißen. Weniger Flüsse werden vergiftet, weniger Müllberge verpesten die Umwelt und weniger Menschen müssen unter sklavenähnlichen Umständen leben und arbeiten.

Ganz nach dem Motto #verzichteundrettedieWelt. Konsum lässt sich nicht vermeiden, doch wenn ich konsumiere dann intelligent, mitfühlend und nachhaltig. So und damit wir nicht auf halbem Weg der Lebenskunst stehen bleiben oder erst gar nicht anfangen, gilt es sich für jede Woche nur eine

Veränderung vorzunehmen und diese auszuprobieren.Beginne mit einer ganz kleinen Veränderung, wie z.B. auf Plastiksäcke zu verzichten und erfreue Dich, dass Du dem System wieder ein Schnippchen geschlagen hast. Erst wenn sich diese erste Veränderung nach 7 Tagen im Alltag integriert hat, ist für die nächste Zeit. Damit verhinderst Du die angesprochene Überforderung mit der Veränderung. So kannst Du Stück für Stück weniger konsumieren, weniger Ressourcen verbrauchen und leichter durch das Leben flanieren. Als kleine Zugabe wird sich das ungute Gefühl, wie von selbst verabschieden. Ich persönlich starte jetzt mit einem Projekt, das ich mir schon lange vorgenommen habe. Ich mache den ersten Schritt ich #verzichteundrettedieWelt, indem ich auf Fleisch verzichte.

Und machst Du auch mit? Lass uns gemeinsam die Welt retten. Mach mit denn gemeinsam sind wir viele!

Sich selbst finden und seine Kobolde zum Schweigen bringen

Wer bin ich und wenn ja wie viele? lautete einst ein Buchtitel des Philosophen Richard David Precht Darin behandelte der Autor die berühmten kantischen Fragen "Was kann ich wissen?", "Was soll ich tun?" und "Was darf ich hoffen?" - um so zu mehr Erkenntnis zu gelangen. Ich möchte mich heute im Gegensatz dazu nur mal dem Titel widmen. Warum? Weil ich festgestellt habe, dass diese Frage berechtigt und die Antwort schwierig ist. Und als Student der Lebenskunst liebe ich schwierige Fragen bzw. Antworten. Am allermeisten dabei faszinieren mich die Fragen, wie viele Kobolde wohnen eigentlich in meinem Kopf, wie bringe ich diese zum Schweigen und wer bin ich? Und genau darum geht es jetzt.

Wer sind die Kobolde und wie viele sind es?

"Du musst deinen Feind kennen, um ihn besiegen zu können", sagte einst der chinesische General, Militärstratege und Philosoph Sunzi. Deshalb ist der erste Schritt der Selbsterkenntnis die Beobachtung. Wenn ich so zurückblicke auf mein Leben erklingen viele Stimmen in meinen Kopf, die sich zu Wort melden. Sehr oft habe ich mich gefragt, ob es damit nur mir so geht. Wenn man aber nach den Themen Gelassenheit, Achtsamkeit und Meditation durchs WWW googelt, dann stellt man sehr schnell fest, dass es viele Menschen gibt, die durch Ihre eigenen Gedanken und inneren Stimmen aus dem Gleichgewicht gebracht werden. Huh Glück gehabt, ich bin nicht allein! Doch wer sind nun diese Typen, die sich in meinem Hirn breit machen und wie werde ich sie wieder los? Ich starte mit meiner Selbstanalyse und stelle fest, dass sich da oben ungefähr 7 Kobolde tummeln. Es könnten auch sechs sein und einer hat eine gespalten Persönlichkeit, das lässt sich nicht hundertprozentig feststellen.

Kobold der Vergangenheit: Der bekannteste Wichtelmann, den sehr viele kennen, ist der Vergangenheitsgrübler. Alte Szenen von früher, kleine Fehler oder Streitgespräche werden immer und immer wieder durchgekaut. Wie bei einer Endlosschleife. Das besonders ärgerliche an diesem Exemplar ist, dass es sich meist um das negative aus der Vergangenheit handelt und nur selten etwas Positives aus der Erinnerung hervorgekramt wird. Verbunden sind diese mit negativen Emotionen wie Wut oder Ärger. Und diese Emotionen aus der Vergangenheit machen es sich dann in der Gegenwart so richtig gemütlich. Was für ein Ärger!

Kobold Angst vor der Zukunft: Ein ebenso mühsamer Geselle ist der ständige an die Zukunft Denker. Auch dieser surft etwas auf der negativen Welle, weil er sich meist nur die schwierigsten Situationen ausdenkt. Werde ich mit der Firma pleite gehen, was passiert wenn ich krank werde und all so ein negatives Zeug. Selbst bei schönstem Sonnenschein und guten Bedingungen lässt der die Angst in mir hochkommen und Gänsehaut macht sich breit.

Kobold ich freue mich aufs Wochenende, Urlaub oder sonst was: Ja dieser kleine Wicht blickt wenigstens positiv in die Zukunft. Er freut sich auf einen kommenden Event. Nur leider hat er den kleinen Fehler, dass auch er meine Wahrnehmung in der Gegenwart vernebelt.

Kobold der beleidigten Leberwurst: Ein schiefer Blick, eine nicht erwidertes Grüßen oder ein fehlendes Danke und schon ist es passiert. Der Kobold im Hirn lässt die Zahnräder rattern. Was hat der gegen mich, ich habe ihm doch nichts getan, was ist das für ein Ars... etc. Doch mit hoher Wahrscheinlichkeit haben viele Unhöflichkeiten nichts mit mir zu tun, doch leider weiß dies mein Kobold nicht. Der sorgt dafür, dass ich mir den ganzen Tag vergälle, weil ich mich vor Ärger nicht mehr einkriege.

Kobold ich wäre so gern ..., dann würde ich bla, bla, bla: Egal ob man Millionär, Politiker oder Firmenchef sein möchte und dann alles anders machen würde, hilft alles nichts. Ich bin´s nicht und ehrlich gesagt, habe ich auch keine Lust es zu werden. Doch wenn man so manche Stammtischdiskussion verfolgt, hat sich der Kobold ich wär so gern…, dann würde ich… bei vielen breit gemacht und bereitet so manchen eine schlaflose Nacht. Auch bei mir schaut der Wichtigmacher gerne vorbei.

Kobold des Alltagsärgers oder Kobold heute habe ich aber Pech: Es gibt so Tage da geht alles schief. Egal ob das viel besagte Butterbrot auf die falsche Seite klatscht oder ich mich in die falsche Schlange bei der Supermarktkassa stelle, er oder sie, bin mir in diesem Fall nicht sicher ob es sich um zwei Gestalten handelt, geben ihren negativen Kommentar ab. An einen entspannten Alltagsverlauf ist so nicht mehr zu denken. Mmmh, dies nun festgestellt frage ich mich, bin ich verrückt? Egal, zumindest bin ich nicht allein. Doch die schöne Geselligkeit hat leider auch einen Haken, innere Ruhe mag so gar nicht aufkommen. Und ohne innerer Ruhe lässt sich die Frage der Selbstfindung leider nur schwer beantworten. Das ständige Geschwurbel im Kopf gepaart mit negativen Emotionen lassen dies einfach nicht zu.

Wie bringt man die Kobolde zum Schweigen?

Dieser verrückten Jungs, die ständig ihre Klappe offen haben und mir meine schöne Gegenwart versauen, konnte ich nur durch eine Maßnahme Herr werden: Beobachtung! Tja so einfach ist es - achte auf Deine Gedanken, werde Dir ihrer bewusst und dann mache es wir der alte Epiktet, der ganz passend meinte: "Das geht mich nichts an!". Lass diese Kobolde aus der Vergangenheit oder Zukunft einfach wieder ziehen und lächle darüber. Mir hat das geholfen und es hilft mir immer noch. Sobald ich bemerke so ein kleiner Wicht hat sich wieder auf den Weg gemacht, dann lächle ich innerlich, manchmal auch äußerlich und lasse ihn wieder ziehen, ganz ohne Widerstand. Denn der hilft mir auch nicht.

Sich selbst finden oder wer bin ich?

Sehr viele Menschen sind auf der Suche und möchten sich selbst finden. Doch das ist gar nicht notwendig, denn wer Herr und Frau seiner Gedanken wird, bei dem kehrt Stille ein. Und bei dem Ruhe und Stille eingekehrt sind, der braucht sich auch nicht mehr selbst zu finden, denn er oder sie sind schon da. Denn wenn sich die Kobolde vom Acker gemacht haben, bleibt zum Schluss nur mehr eine Stimme über, die des Herzens - das Ich - das weiß was es will, ganz aus der eigenen Mitte heraus.

6 Erkenntnisse über den Sinn des Lebens, die Sinn machen

Wenn ich in einer Vollmondnacht wie in dieser Woche auf der Terrasse sitze und in den nächtlichen Himmel schaue, dann erfreut mich der Anblick innerlich und dennoch werde ich ehrfürchtig und meine Gedanken beginnen sich zu drehen. Der ewige Kosmos, das unendliche Weltall, der hell erleuchtete Mond bringen mich zum Nachdenken. Worin liegt der Sinn des Lebens? Wozu das Ganze? Gerade für mich, wo ich doch nur ein Staubkorn oder eine Mikrobe des Weltalls bin. Meine Gehirnzellen rattern und schließlich komme ich zur folgenden Erkenntnis.

Der Tod macht Sinn : „Die Erkenntnis, dass der Tod ein Nichts ist, macht uns das vergängliche Leben erst köstlich." – Epikur. Die Begrenztheit unseres Lebens lässt uns darüber nachdenken, worin der Sinn überhaupt bestehen soll. Er motiviert uns, etwas aus unserem Leben zu machen. Etwas Sinnvolles. Worin dies sinnvolle auch immer liegen mag. Wie langweilig wäre das ewige Leben? Keine Begrenzung, die uns klar macht, dass Zeit und unser Leben kostbar sind. Zumindest subjektiv ist es für mich kostbar. Aus dem Weltall betrachtet mag das vielleicht anders sein. Deshalb danke Tod, dass du mich daran erinnerst, im Leben in Bewegung zu bleiben.

Sinn geben statt suchen und finden: Viel wurde über den Sinn des Lebens schon geschrieben. Wenn man in Google seinen Sinn finden möchte, dann spuckt die Suchmaschine sage und schreibe 55.300.000 Ergebnisse aus. Wenn man anfängt, diese Seiten und Ratschläge zu lesen, holt einen vorher der Sensenmann, ehe man alles durchgelesen hat. Die einzige Möglichkeit, die ich sehe, ist, sich seinen Sinn selbst zu geben. Ganz individuell, denn jemand anderes wird es nicht schaffen.

Sinnvoll und bewusst ein Leben lang: Sein Leben selbst gestalten zu wollen und mit Sinn zu füllen ist eine bewusste Entscheidung und ein lebenslanger Prozess - ohne exakte Ziellinie. Die Schwankungsbreite kann von Mensch zu Mensch variieren – es kommt darauf an, wie viele Feierlichkeiten man seinem Körper zumutet. Auch die Entscheidung, das Leben so oder so zu führen, darf sich ändern. Ich habe die Möglichkeit, meinen Schwerpunkt des Lebens jederzeit zu ändern. In meiner Jugendzeit waren es Freundschaften und sonstige soziale Kontakte, jetzt ist es vor allem die Familie und mein Projekt Lebenskuenstler.co. Und wer weiß, wohin die Reise und meine Lebensinteressen mich noch führen. Hauptsache man entscheidet bewusst und bleibt am Ball. Denn schon Seneca sagte „Weise Lebensführung gelingt keinem durch Zufall. Man muss, solange man lebt, lernen, wie man leben soll."

Gib dem Leben einen Wert: Wie verleiht man seinem Leben einen Sinn? Am besten über die Werte. Denn die Werte sind es, die einem Sinn geben. Nicht die materiellen Werte, die vergehen. Selbst ein Mercedes, man glaubt es kaum, verliert seinen Wert und das schneller als man denkt. Doch die persönlichen inneren Werte verleihen dem Leben ganz automatisch Sinn. Denn wenn Du nach deinen Werten lebst, brauchst Du Dir über den Sinn keinen Gedanken mehr machen. Finde deine Werte und du hast Deinen Sinn!

Übereinstimmung der Gedanken und Gefühle macht Sinn

Manchmal kommt etwas Sand in das Getriebe des Lebens. Man fühlt sich nicht glücklich, vielleicht ausgebrannt oder einfach nur k.o. Das Leben fühlt sich sinnlos an. Dass passiert dann, wenn unsere Gedanken und unsere Gefühle für unterschiedliche Werte arbeiten. Doch meistens weiß unser Herz besser was gut für uns ist. In meinem Herzerl schlummerte ein freiheitsliebendes Tier, doch meine Gedanken waren auf Sicherheit gepolt. Alle haben mir eingeredet, dass Sicherheit wichtig ist, vom Versicherungsvertreter, den Medien, bis hin zur gesamten Gesellschaft. Und eine zeitlang bin ich diesen Unkenrufen auch gefolgt. Bis irgendwann der Punkt der Sinnlosigkeit eingetroffen ist. Deshalb sorge dafür, dass deine

Gedanken deinen Gefühlen folgen und du wirst dich für die richtigen Werte entscheiden. Für ein wertvolles Leben.

Hilft bei der Orientierung - Sorgt für Klarheit und Ruhe

Die großen Themen, wie Sinn und Werte des Lebens, helfen einem auch bei den täglichen kleinen und großen Entscheidungen. Hat man für sich Sinn und Werte bestimmt, so dient diese Entscheidung als Richtschnur und Orientierung für alle weiteren Entscheidungen. Welchen Beruf möchte ich ausüben. Welche Hobbys machen für mich Sinn oder wo und was kaufe ich ein. Was erscheint mir wichtig und richtig. Welche Prioritäten setze ich. Dies schafft Klarheit auch für den Alltag und bringt Ruhe in den Tag. Denn ein Teil der Ungewissheit und die innere Anspannung löst sich dadurch auf. Ich selbst konnte für mich durchs Fokussieren auf meine Werte viele Unklarheiten beseitigen. Das heißt nicht, dass nicht immer wieder welche auftauchen. Dennoch fällt es mir leichter, Entscheidungen zu treffen und das Leben zu genießen!

Besser leben ohne Religion - 7 Gründe und eine Offenbarung

Aufgewachsen auf dem Lande in den Bergen Österreichs wurde ich römisch katholisch erzogen. Obwohl erzogen in diesem Zusammenhang wohl das falsche Wort ist. Wir waren halt bei der Kirche, weil alle bei der Kirche waren. Doch habe ich daran geglaubt? Schon als Kind konnte ich mit Religion wenig anfangen. Weder die Geschichten und Mythen, noch der Druck der Mehrheit konnten mich richtig überzeugen. Seither irre ich umher auf der Suche nach einem Führer. Oh darf man das Wort in einem deutschen Text überhaupt verwenden. Nein, ich meine nicht Führer, ich meinte Führung. Ich irrte umher, ohne zu wissen wohin ich soll. Die Religion gab mir weder halt noch eine Vision. Als zur Vorbereitung der Erstkommunion die Religionslehrerin die Frage stellte „Wer glaubt nicht an Gott?" gingen in der Klasse nur zwei Hände hoch. Meine Hand und die einer Schulkollegin. Entrüstet wurden wir von der Lehrerein zurechtgewiesen, wie wir an eine 2000 Jahre alte Geschichte nicht glauben und so ungläubig sein könnten. Die Schulkameraden bedachten uns mit mitleidigen und verächtlichen Blicken. Wir wurden als Aussätzige abgestempelt - zumindest in dieser Stunde. Dieses Erlebnis liegt nun schon fast 30 Jahre zurück, doch war dies der Moment wo meine innere Stimme bestätigt wurde. Religion, nein danke! Im Laufe meines Lebens und vor allem während meiner Reisen habe ich mir noch oft über den Glauben und die Religionen Gedanken gemacht und bin zu dem Schluss gekommen, dass Religion nicht hilft sondern nur behindert. Warum? Das erzähle ich Dir jetzt.

Sieben Gründe, warum Religion nicht glücklich macht

Religion macht Angst: Egal, ob die sieben Todsünden, zehn Gebote oder die zehn Lebensregeln. Religionen machen

Vorschriften. Sollte sich ein Gläubiger nicht an diese Vorschriften halten, dann hat er Gott, den Teufel oder was weiß ich was zu fürchten. Man kommt nicht in den Himmel oder wird als Schnecke wieder geboren. Egal, wie man es dreht oder wendet, jede Verletzung der Glaubensregeln führt zu schlimmen Folgen. Und vor diesen schlimmen Folgen fürchten sich alle Gläubigen. Nur mit Buße kann man diesen Folgen wieder entgehen. All diese Regeln führen zu Angst. Und Angst hemmt unser Dasein, unsere freies Denken und unser positives Lebensgefühl. Ein Leben mit der Religion und ohne Angst ist leider nicht möglich. So steht es geschrieben.

Religion schränkt ein: Egal, welchen Gläubigen Du befragst - und ich meine hier nicht die Teilzeitgläubigen, die nur bei der Kirche sind weil es alle sind – nein, ich meine die wirklichen Gläubigen. Sie begegnen jeder offenen Frage und jedem Argument mit Ablehnung. Sie, die Gläubigen haben Recht und die nicht Gläubigen haben Unrecht. Ja, sie haben nicht einmal ein Recht auf eine andere Meinung. Wie kann man nur. Egal, mit welchen Gläubigen aus welcher Religion auch immer, jeder für sich hat einen eingeschränkten Horizont. Der Blickwinkel wird bewusst eingeschränkt. Wir sind die Guten und was sind dann die anderen?

Religion diskriminiert: Früher, als ich noch ein kleiner Junge war und zur Kirche mitgeschleppt wurde, galt die Regel links die Frauen und rechts die Männer. Die Symbolik und der Sinn entgingen mir schon damals und ich muss ehrlich zugeben, ich habe bis heute nicht die Lust es zu verstehen. Denn es ist nur ein weiterer Mosaikstein der unglaublichen Diskriminierung der Frauen in allen Religionen. Warum gelten Frauen, in welcher Religion auch immer, als nicht würdig oder gleichwertig? Es gibt weder weibliche Mönche oder geschweige denn einen weiblichen Papst. Warum müssen Frauen in der Religion hinten anstehen?

Religion ist wertlos: Ein Leben ohne wahre Werte ist wertlos. Doch welche Werte werden uns von der Religion mit auf den Weg gegeben? Nehmen wir z.B. die römisch katholische Kirche und deren 7 Todsünden. (Nicht zu verwechseln mit den 10

Geboten) Eine Todsünde davon lautet "Unmäßigkeit und Gier". Wenn man so manchen Medienberichten Glauben schenken darf, dann übersteigt das geschätzte Gesamtvermögen des Vatikans die 200 Milliardenmarke. Ojegerl, schaut nicht gut aus für die Kirche. Denn die Sündiger erwartet der Ausschluss vom Reich Christi sowie der ewige Tod in der Hölle. Was möchte mir diese Religion also lehren, welchen Wert möchte sie mir mit auf den Weg geben? Wenn ich mich selbst belüge wird alles gut? Wie glaubhaft ist diese Religion?

Religion mindert das Selbstvertrauen: Viele Menschen finden und fanden Rückhalt in der Religion. In schwierigen Zeiten und dunklen Stunden kann der Glaube Berge versetzen und schwierige Situationen erträglicher machen. Doch ist dieser Rückhalt nicht auch Vorwand? Ein Vorwand, um jemandem anderen die Schuld geben zu können, denn die Lösung soll von einer höheren Macht kommen. Und wenn sie nicht kommt, dann kann man immerhin noch weiter beten. Ein wichtiger Faktor, der das Leben ausmacht, geht bei vielen jedoch verloren. Das Vertrauen an das Selbst. Mit dem Glauben an eine höhere Macht verabschiedet sich der Glaube an sich selbst. Das Urvertrauen in sich selbst fehlt. Und das fehlende Selbstvertrauen erschwert das Leben in allen Lagen.

Religion ist Zufall: Ich wurde in Österreich geboren und römisch katholisch getauft. Was wäre gewesen, wenn ich in Thailand oder Indien geboren wäre. Wäre ich dann auch getauft? Wohl eher nicht. Der Glaube ist stark von unserem Geburtsort abhängig und dieser passiert rein zufällig. Warum klammern sich aber so viele Menschen an diese rein zufällige Religion? Wäre das Leben nicht aufregender, wenn wir unsere Blicke auf alle Regionen dieser Welt richten?

Religion nimmt die Menschenwürde: "Alle Menschen, unabhängig von allen ihren Unterscheidungsmerkmalen wie Herkunft, Geschlecht, Alter oder Zustand haben denselben Wert" - Wikipedia. Warum hat jede Glaubensrichtung eine Hierarchie, einen Vorbeter, einen höher gestellten Menschen? Warum werden Frauen in den Religionen als Menschen zweiter

Klasse angesehen? Warum werden viele andere Religionen von den Weltreligionen nicht anerkannt? Die Menschenwürde wird in der Religion mit Füßen getreten - es gibt einen da oben und viele da unten. Damit will und kann ich mich nicht identifizieren. Wir sind alle gleich, alle Menschen, alle Nationen und alle Religionen dieser Welt. Ein Oben und ein Unten darf es nicht geben. Im Namen Gottes und der Religion wurden und werden Kriege geführt. All dies ist nicht im Einklang mit der Menschenwürde und nicht im Einklang mit der Natur. Ein Leben mit einer Religion wird es für mich deshalb nicht geben.

Besser Leben ohne Religion - die Offenbarung

"... der Mensch ist von Natur aus gut..." dies meinte einst der französische Philosoph Jean-Jacques Rousseau. Und genau wie er bin ich auch der Meinung dass, wenn wir auf unsere innere Stimme hören und auch auf die Stimme der Natur, dann brauchen wir keine äußere Kraft oder Ordnung. Alles Leid und alles Böse entsteht erst, wenn wir äußeren Stimmen folgen. Wenn wir nur unserer inneren und natürlichen Stimme folgen, dann sind wir in der Lage ganz ohne Gebote und Regeln ein schönes und friedvolles Leben zu Leben. Denn wenn ich mit mir selbst im Reinen bin, dann brauche ich niemandem Böses zu tun. Ich kann ohne Neid und mit Offenheit den Menschen begegnen. So lebe ich ein Leben ganz nach meinen persönlichen Werten und erfreue mich des Lebens!
Wir sind von Natur aus gut!

Freundschaft, Selbstfreundschaft und Selbst – der Dreiklang der Zufriedenheit

Der Mensch ist ein soziales Wesen und Beziehungen zueinander sind ein wichtiger Bestandteil für ein erfülltes Leben. Denn Freundschaften sind das Salz in der Suppe des Lebens. Doch um für andere da sein zu können, benötigt das Selbst Energie und Ressourcen. Und die Voraussetzung dafür, dass man selbst über genügend Energie verfügt, ist die Sorge um das Selbst, die sogenannte Selbstfreundschaft! Um ein zufriedenes Leben zu führen, braucht es bei der Selbstfreundschaft, wie bei der Freundschaft eine bewusste Gestaltung, um zu einer harmonischen Beziehung zu gelangen. Eine harmonische Beziehung zum Selbst, zu Freunden und zur Familie. Schließe deshalb mit Dir selbst Freundschaft und achte dabei auf den Dreiklang der Selbstfreundschaft:

Sei ehrlich zu Dir!

Möchtest Du mit einem unsympathischen Menschen den Feierabend verbringen? Eben genau darum geht es. Kann ich mich selbst leiden? Und wenn nein, warum können manche Menschen sich selbst nicht mehr leiden? Meistens weil sie nicht mehr ihr eigenes, selbstbestimmtes Leben führen, sondern ein Leben, welches unsere Kultur als wünschenswert und sozial erstrebenwert vorgibt. Nimm Dir deswegen etwas Raum und Zeit und überprüfe Deine innere Stimme. Führst Du Dein eigenes Leben nach Deinen eigenen Werten und Wünschen? Sei ehrlich zu Dir selbst und mache eine Bestandsaufnahme ob der Mensch, denn Du jeden Morgen im Spiegel siehst, auch wirklich das Leben führt, das er sich wünscht. Gehe alle Lebensbereiche einmal Schritt für Schritt durch: Arbeit, Freunde, Familie und Hobbys. Bist Du Du oder spielst Du noch eine Rolle in einem Werbespot für ein Auto?

Schaffe einen Zusammenhang

Hier geht es hauptsächlich darum, seine inneren Gegensätze und Widersprüche in ein friedliches und freundschaftliches Verhältnis zu bringen. Entsprechen Deine Werte auch Deinen Daten? Bist Du einer Meinung mit Dir selbst über Zweck, Ziel und Tun in deinem Leben? Dann hast Du die erste Hürde zur Selbstfreundschaft geschafft! Wenn Du Dir nicht sicher bist, nimm Dir etwas Zeit und schaffe einen Zusammenhang zwischen Deinen Wünschen, Deinem Tun und Deinen Werten. Möchtest Du mehr für die Umwelt tun? Mehr Zeit mit der Familie verbringen? Oder doch die Schufterei für die Aktionäre beenden? Bringe Deine Lebensbereiche mit deinen Werten in Einklang und Du findest mehr Sinn in deinem Leben!

Pflege und festige Dich!

Eine Freundschaft will gepflegt werden. In einer Freundschaft tauscht man sich miteinander aus, verbringt gemeinsam Zeit und hält Kontakt. Man bekommt einen Perspektivenwechsel und geht durch dick und dünn. Im selben Maße braucht auch die Selbstfreundschaft Pflege - man sollte auf sich selbst und seine Bedürfnisse hören. Der Körper und der Geist brauchen Erholung und Vergnügen, um die Batterien wieder aufzutanken. Achte auf Deine Bedürfnisse - körperliche wie seelische – und gib Dir selbst Nahrung. Achte darauf dein Leben in Balance zu halten. Welchen Lebensbereichen widmest Du zu viel Zeit? Nicht nur die Arbeit, die Pflichten des Alltags oder die Familie benötigen Betreuung. Auch andere Lebensbereiche, wie Freunde und Dein eigenes Wohlbefinden gehören gepflegt. Nimmst Du Dir Zeit für eigene Hobbys? Und hast Du auch genügend Ich-Zeit? „Sind denn Hobbys keine Ich-Zeit?", könntest Du Dich jetzt fragen. Nein, sind sie nicht. Mit der Ich-Zeit ist die Zeit gemeint, in der Du Dir für das Selbst Zeit nimmst - Zeit für Reflexion, für das Nichtstun oder um in die Sterne zu schauen. Gib Dir selbst Ruhe und Du bekommst dafür mehr Klarheit!

Die Komposition des Lebens!

Mache Dein Leben zum Kunstwerk und Du erhältst ein Leben im Einklang mit Dir und der Welt. Befreie Dich von aufgezwungenen Bindungen und genieße den Duft der Freiheit. Dies soll jetzt kein Aufruf zur Scheidung sein. Ganz im Gegenteil. Wie anfangs erwähnt, ist der Mensch ein soziales Wesen uns soziale Bindungen machen das Leben erst lebenswert. Die Frage ist nur: Sind sie freiwillig gewählt oder werden sie uns von außen aufgezwungen?

Eltern entspannt Euch - eine Entscheidung

"Waaaaaas, das geben Sie Ihrem Kind?" Diese Frage bekam ich gestellt, als ich unserem damals 2-jährigem Sohn Matteo auf dem Spielplatz ein kleines Würstchens namens Knabbernossi reichte. "Wissen Sie überhaupt was da drin ist? Das ist doch total ungesund für Ihr Kind." Solche und ähnliche Phrasen sollten unserem kleinen Gespräch noch folgen. Ich beruhigte die Dame damit, dass Matteo das Knabbernossi einfach mit einem Schnaps runterspült, und es so ganz gut verträgt. Die Frau war sich nicht sicher, ob sie wohl das Jugendamt anrufen sollte oder ob ich bloß einen Scherz machte. Sie entschied sich dann einfach zu lächeln und zu gehen. Das Jugendamt hat bis heute nicht angerufen. Also alles paletti. Bis auf den schalen Nachgeschmack wieder etwas falsch gemacht zu haben. Dieses Gefühl, dass junge Eltern fast immer begleitet. Die Frage ist nur, wie lässt sich dieses Gefühl vermeiden? Eltern werden ist nicht schwer – Eltern sein dagegen sehr, verzeih bitte diesen abgedroschenen Spruch. Denn ich bin zur Erkenntnis gekommen - er stimmt. Wenn ich mich umsehe und -höre bei anderen Eltern, bekomme ich den Eindruck, alle wollen alles richtig machen und möchten nur das Beste fürs Kind – einschließlich mir selbst. Doch leider ist dies nicht so einfach, wie es bei der „himmlischen Familie" immer gezeigt wurde. Jeden Tag gibt es Entscheidungen zu treffen und jeder Tag ist mit neuen Herausforderungen gespickt. Die Kinder sollten etwas essen, aber gesund sollte es sein. Die Kinder sollten sich bewegen, aber zu gefährlich darf es nicht sein. Die Kinder sollten spielen, aber nur mit pädagogisch wertvollem Spielzeug für das richtige Alter. Die Eltern möchten die Kinder beschützen, fördern und fordern zugleich. Ihnen alles ermöglichen, aber doch erziehen. Sie möchten Ihr bester Freund sein, aber dennoch respektiert werden. Und irgendwie scheint sich alles nicht auszugehen, jedenfalls nicht ganz so perfekt wie es sein sollte.

Zu viele Meinungen nerven

Als Eltern hat man ständig Entscheidungen zu treffen. Was sollen sie essen, was ist gesund, wieviel Süßigkeiten kann man ihnen geben, dürfen sie überhaupt Süßigkeiten, ab wann wird's ungesund, wieviel Fernsehen ist ok, sollen sie überhaupt Fernsehen? Dies sind nur ein paar Fragen, die wir uns als Eltern täglich stellen. Und beim ersten Kind ist alles neu. Das macht alles noch etwas schwieriger. Deshalb beginnt man sich umzuhören. Bei Freunden, die schon Kinder haben, bei den eigenen Eltern oder sonstiger Bekanntschaft und Verwandtschaft. Und sehr schnell stellt sich heraus, wenn man 10 Personen zu einem Thema befragt, bekommt man dazu 11 Meinungen. Denn natürlich hat bei der Kindererziehung jeder seine eigene Wahrheit. Selbst die Kinderlosen halten mit Ihren guten Tipps nicht hinterm Berg. So dass man am Ende statt besser Informiert nur noch genervt ist. Denn jede Meldung, dass dies oder jenes besser sei, ist auch indirekt immer eine Kritik, dass man es jetzt gerade falsch macht. Deshalb sind Eltern auch so genervt von den ständigen Ratschlägen. Was also tun?

Noch mehr Information nervt noch mehr

Eine Alternative zu den persönlichen Meinungen bieten Bücher und Blogs. Und diese erfreuen sich bei frischgebackenen Jungeltern größter Beliebtheit. Auch wir haben uns diese zugelegt zw. haben stundenlang darin gestöbert. Ab jetzt wurde es allerdings richtig kompliziert. Denn auch Bücher und Blogs sind nur Meinungen. Und diese sind so unterschiedlich und bunt wie eine blühende Blumenwiese im Sommer. Sodass man am Ende nur noch unsicherer und genervter ist. Deshalb hieß dies für uns, wir müssen das Ruder herumreißen und wieder Kapitän unseres Elterndaseins werden.

Eine Entscheidung gerade noch rechtzeitig

Vor eineinhalb Jahren waren wir an einem Punkt geraten, wo wir am Ende waren mit unserem Latein. Wir waren verwirrt, genervt und etwas ausgelaugt. Ausgelaugt von der vielen Arbeit aber noch mehr von den vielen Meinungen. Bis wir eine Entscheidung getroffen heben - nicht mit uns! Seither pfeifen wir auf alle Ratgeber, auf alle Zeitschriften und Blogs. Und noch mehr pfeifen wir auf gut gemeinte Ratschläge, denn diese kosten uns nur Nerven und bringen uns nichts. Schließlich ist jedes Kind komplett individuell, hat seinen eigenen Kopf und seine eignen Bedürfnisse. Und darauf möchten wir als Eltern eingehen. Wir hören auf unser Kind und folgen unserer inneren Stimme. Und seither läuft alles um einiges entspannter auch wenn die Arbeit deshalb nicht weniger ist. Rückblickend kann ich nach eineinhalb Jahren ohne Beeinflusser diesen Schritt jedem nur empfehlen - so als "gut gemeinter Ratschlag". Die Entscheidung, andere Meinungen zum Thema Kindererziehung zu ignorieren, hat unser Leben enorm erleichtert. Und wenn mir am Spielplatz wieder jemand mit einem guten Ratschlag kommt, dann lächle ich und lass die Meinung Meinung sein. Unsicherheit, Ärger oder ein ungutes Gefühl bleiben draußen. Ich verlasse mich auf meine innere Stimme und die gute Stimmung bei uns Zuhause.
In diesem Sinne triff eine Entscheidung und genieße die Elternschaft ohne Beeinflusser.

In der Gewohnheit liegt die Veränderung

Warum JETZT der beste Zeitpunkt für Veränderung ist

Das Leben ist Veränderung, es liegt in seiner Natur. Wir werden geboren, wir wachsen, wir kommen an unseren Höhepunkt und dann, dann geht es ganz langsam wieder bergab. Doch bevor es zu Ende geht, lass uns noch eine kleine Gedankenreise machen. Wir schreiben das Jahr 2050. Was werden Deine Gedanken über die Vergangenheit sein, worauf möchtest Du stolz sein, was möchtest Du erreicht haben und was bereust Du nicht getan zu haben? Hast du Dich schon mal gefragt, was von Dir übrigbleiben soll – welche Erinnerungen möchtest Du nicht vermissen, was möchtest Du unbedingt getan haben?

Der Grund, den Sterbende am meisten bereuen

Wenn Du eine alte Dame oder ein alter Herr bist, was wirst Du am meisten bereuen? Zu wenig Geld verdient zu haben, zu wenig ferngesehen zu haben oder zu wenig gearbeitet zu haben? Wahrscheinlich nichts von dem? Kennst du das Buch von Bronnie Ware „Die fünf Dinge, die Sterbende am meisten bereuen"? Sie berichtet darin über Ihre Erfahrungen als Palliativpflegerin - für Todkranke, für Sterbende, für die, die ihren Tod kommen sehen, und die, die nichts davon wissen wollen. Und was glaubst Du, was bereut der Mensch am meisten wenn er auf sein Leben zurückblickt? „Ich wünschte, ich hätte den Mut gehabt, mein eigenes Leben zu leben." Wenn das kein Argument ist sein Leben in die Hand zu nehmen und eine Veränderung herbeizuführen. Dennoch gibt es Hindernisse - gedankliche Blockaden, die viele Menschen vor der Veränderung abhalten. Hier noch ein paar Denkanstöße, die Dich inspirieren sollen eine Veränderung herbeizuführen und zu beginnen, Dein eigenes Leben selbst zu gestalten.

Nichts riskieren und nichts verlieren

Jede Veränderung ist mit Risiko verbunden. Man muss seine Komfortzone verlassen. Man muss vielleicht mit Rückschlägen rechnen. Hin und wieder kann es auch passieren, dass eine Veränderung auch eine Niederlage bedeutet oder einen Rückschritt. Davor haben viele Menschen Angst. Deshalb bleiben sie wo sie sind. Schön gemütlich in der Komfortzone. Sie gehen im Gleichschritt in gemächlichen Tempo stetig in dieselbe Richtung. Doch woran willst du Dich dann erinnern, wenn Du nichts veränderst und nichts riskierst? Worauf wirst Du dann zurückblicken?

Verändern und gewinnen

Im ersten Schritt bedeutet jede Veränderung auch Verbesserung. Jede Veränderung beginnt mit der Idee und dem Willen etwas zu verbessern. Auch wenn das Risiko zu scheitern gegeben ist, hast Du durch die Veränderung die Chance auf einen Gewinn. Wenn Du nichts riskierst, dann hast Du vielleicht nichts verloren aber die Chance etwas zu gewinnen hast Du auch nicht. Möchtest Du das Spiel schon aufgeben, bevor es überhaupt begonnen hat? Eben – bleib im Spiel, auch wenn Du hin und wieder verlieren wirst – die Niederlage gehört zum Leben wie die Nacht und der Regen.

Zug fährt ungefähr in die richtige Richtung

Kennst Du das innere Bauchgefühl, das Dir sagt etwas läuft falsch in Deinem Leben. Mich begleitete das Gefühl einige Jahre. Doch ich wusste auch nicht wohin ich genau will. Deshalb blieb ich sehr lange wo ich war. Mach es besser – mach es gleich! Auch wenn Du jetzt noch nicht weißt wohin der Zug in Zukunft für Dich fahren soll. Wenn sich die jetzige Richtung Deines Lebens für Dich falsch anfühlt, dann steige aus und zwar jetzt. Denn es ist immer noch besser ungefähr in die richtige Richtung zu fahren als exakt in die falsche. Steige aus und bewege Dich ungefähr in die richtige Richtung.

Gestalten ist besser als verwalten

Den Status quo halten, das wollen viele. Und in der Angst etwas zu verlieren, klammern sie sich daran, ohne dabei zu sehen, welche Möglichkeiten Ihnen entgehen. Woran wirst Du Dich zurückerinnern, wovon wirst du mit Stolz berichten können – wie Du es Dir Tag für Tag vor der Couch mit ein paar Chips gemütlich gemacht hast oder wie Du mutig die Veränderung in Angriff genommen hast und Gestalter Deines eigenen Lebens warst?

Die falsche Entscheidung gibt es nicht

Jede Veränderung geht einer Entscheidung voraus und die falsche Entscheidung gibt es nicht. Denn zu dem Zeitpunkt, zu dem Du wählst, ist sie die richtige Entscheidung. Denn sie fühlt sich gut an. Und sollte sie sich im Nachhinein als Fehler herausstellen, so bist du am Ende doch eine Erfahrung reicher. Und Erfahrungen sind es, die unser Leben erzählens- und lebenswert machen.

Mein Weg der Veränderung

Mein junges Leben hat schon viele Veränderungen mitgemacht. Es fühlt sich an wie eine lange Reise. Nicht wie eine langweilige Werbefahrt, nein, wie eine abenteuerliche Adventure-Reise. Ich habe dabei Fortschritte gemacht aber auch Rückschritte. Und ich bin froh über jede Erfahrung, die ich machen durfte. Und die Reise wird noch weiter gehen. Ich möchte noch viele Verbesserungen in meinem Leben herbeiführen.Deshalb sind

Veränderungen unumgänglich. Ein Muss, um im Leben Verbesserungen herbeizuführen.

Unter Gleichgesinnten lebt sich's leichter

Große Veränderungen führen zu Einsamkeit! Puh, davon kann ich ein Liedlein singen. Egal, ob ich gekündigt habe oder ausgewandert bin, nach dem ersten Schritt der Veränderung kommt irgendwann die Einsamkeit. Wobei eine Veränderung ja nicht nur geographischer Natur ist, eine große Veränderung geht einher mit persönlicher Veränderung. Und Menschen, die man täglich getroffen hat, mit denen man regelmäßig in Kontakt war, stehen nicht mehr zur Verfügung. Sie können oder wollen die Veränderung nicht mitmachen. Weder geografisch noch persönlich. Was bleibt, ist die Einsamkeit. Doch was ist schlecht an der Einsamkeit? Tja, der Mensch ist ein soziales Wesen, das wusste schon Aristoteles. Und genau deshalb sind wir immer um soziale Kontakte bemüht. Blöd nur, dass man nicht immer die Richtigen, zur richtigen Zeit und am richtigen Ort trifft. Deshalb ist so mancher sozialer Kontakt nur der halbe Spaß. Man kann schon fast sagen, es wird zur lästigen Pflicht. Nur zu oft fühlen sich Menschen völlig fehl am Platz. Gerade dann, wenn sie Ihren eigenen Weg gehen möchten und andere Wege beschreiten, dann stoßen sie immer wieder auf Widerstand. Der Gegenwind ist rau und ständig wird man verfolgt vom Gefühl nicht dazuzupassen. Doch was kann man dagegen tun?

Gleichgesinnte finden

Wenn wir uns in unserem Bekannten- und Freundeskreis umsehen, so werden wir feststellen dass die meisten Freundschaften sich irgendwie ergeben haben. Entweder in der Schule, wo die Sitz- Nachbarin zur besten Freundin wurde, oder ein Unikollege, mit dem man sich eine Wohnung teilte bis hin zu Arbeitskollegen, die irgendwann zu Freunden wurden. Sie haben sich aus einer geografischen oder sozialökonomischen Gemeinsamkeit ergeben. Und da liegt das Problem der Veränderung. Wenn einer beginnt, sich zu verändern, dann bleiben andere zurück. Nur selten unternimmt man gemeinsam eine große Veränderung. Ab dann heißt es alleine weitergehen. Neue soziale Kontakte gilt es langsam zu knüpfen. Als ich vor fast einem Jahr hier in Spanien angekommen bin, kannte ich niemanden. Und das war auch nicht schlimm, denn ich wusste von früheren Abenteuern, ich werde wieder neue Menschen kennenlernen. Und es hat auch nicht lange gedauert, da traf ich einen abenteuerlustigen Typen namens Mike. Auch er ist Blogger und Online-Entrepreneur. Die Gemeinsamkeit war gefunden und die Sympathie sowieso da. Schnell wurde aus einem Kaffee hie und da ein regelmäßiges Ganztags-Treffen. Ideen werden ausgetauscht und über neue Erfahrungen gefachsimpelt. Und das Schöne am Wissens-Transfer ist, das am Ende beide mit mehr als vorher dastehen. Deshalb haben wir uns gedacht, wir können unseren gemütlichen Austausch noch etwas ausbauen. Und haben die DBX-Málaga gegründet - auch Digital Business Mastermind in Málaga genannt. Unter spanischer Sonne trifft sich dabei ein kleiner Kreis von erfahrenen Online-Unternehmern zum Erfahrungsaustausch und zum Netzwerken. Denn gemeinsam denkt und lebt es sich leichter. Also wenn Du Gleichgesinnte finden möchtest und im Onlinebusiness unterwegs bist, dann schau vorbei, wir freuen uns auf Dich! So und was hast Du als Nicht-Onlineunternehmer von meiner kleinen Geschichte?

Urvertrauen der Veränderung

Wenn es heißt, einen Neuanfang zu starten, ist für viele die größte Verlustangst die der sozialen Kontakte. Und das auch nicht zu unrecht. Wer möchte schon ein Leben in Einsamkeit verbringen? Doch nach all meinen unterschiedlichsten Stationen habe ich eins festgestellt. Wer mit offener Einstellung durchs Leben geht, wird neue Bekanntschaften und Freunde finden. Gleichgesinnte werden ganz automatisch Deinen Weg kreuzen. Sie werden in Dein Leben treten, es bereichern und erleichtern. Du brauchst nur darauf zu vertrauen und so wird es passieren.

Die 3 wichtigsten Erkenntnisse für große Veränderungen

Ein großes Ziel verfehlt – egal ob die Beförderung, die Ziellinie bei einem Marathonlauf oder der 128te Hot Dog beim Hot-Dog-Wettessen. Jeder von uns hat sich einmal ein Ziel gesetzt, oder sich eine Veränderung vorgenommen, und diese mit Pauken und Trompeten verfehlt. Jedem von uns ist dies schon passiert. Doch wie ginge es besser?Ich habe für mich - und natürlich auch für Dich - die wichtigsten 3 Erkenntnisse zusammengefasst, um den großen Lebenszielen ein Stückchen näher zu kommen.

Der Start ist entscheidend

Gerne schielen wir auf andere Menschen wie Arbeitskollegen oder Nachbarn. Bestaunen Erfolgsstorys, die wir in Blogs oder Magazinen gelesen haben. Die haben es doch auch geschafft, also schaffe ich das auch. Deshalb setzen wir uns gleich ein richtig großes Ziel. Wir laufen einen Marathon, wir wollen in 6 Monaten 20 Kilo abnehmen oder eine neue Sprache in einem Monat fließend sprechen. Leider gibt es da nur ein Problem. Das Ziel ist zu groß, wir haben Angst und scheitern schon zum Start. Aber warum setzen wir uns zu große Ziele? Weil wir eine schlechte Selbsteinschätzung haben. Oder hast Du schon einmal einen Mann getroffen, der von sich behauptet ein schlechter Autofahrer zu sein? Und warum gibt es so viele davon? Eben! Aus demselben Grund greifen wir auch gerne zu großen Monsterzielen in einer unrealistischen Zeitspanne, weil wir irgendwann mal gelesen haben, dass dies schon ein anderer geschafft hat. Und was ein anderer schafft, schaffen wir schon lange! Doch setze Dir realistische Ziele. Geh in Dich hinein! Reflektiere! Erinnere Dich! Was ist Dir bis jetzt gelungen. Und setze ein Schäufelchen drauf. Aber bitte keine Riesen-Kipplader-Schaufel. Sonst überhebst Du Dich noch. Doch am allerwichtigsten: pfeif auf die Anderen - auf die Nachbarn, Arbeitskollegen und vor allem auf Blogs (abgesehen von diesem hier) und Magazine. Gehe Deinen eigenen Weg der Veränderung! Setzte deine persönlich richtigen Ansprüche, so kannst Du Dich auch von der Angst der zu großen Ziele befreien.

Zwei Schritte nach vor und ein Schritt zurück

Jedes Ziel und jede Veränderung ist ein langer Prozess. Mach Dir einen Plan und setze die Veränderung auf Deine Zeithorizont-Linie. Rechne mit Rückschlägen und nütze den Gewinn Deiner Erfahrung aus den Rückschlägen. Ein Rückschlag ist noch lange keine Niederlage. Wenn du mal einen Rückschlag einstecken musst, dann mache es wie die Boxer. Warte auf den Gong und mach eine Pause! Eine Veränderungsverschnaufpause. Warum braucht es eine Verschnaufpause? Weil jede Veränderung auch Kraft kostet-psychisch wie physisch. Deshalb halte inne und sei gut zu Dir selbst. Damit Du für den nächsten Schritt wieder Kraft hast.

Aufgegeben wird ein Brief und sonst nix!

Dran bleiben, dran bleiben, dran bleiben! Verstehe das Ganze als Übung – aber eine Übung ohne Noten und Beurteilung wie in der Schule - eine Übung, sich selbst zu gestalten. Und da das Leben ein Leben lang dauert, dauert auch seine Gestaltung ebenso lange. Deshalb bleib dran, dann wirst Du irgendwann die Ziellinie erreichen. Als ich vor 2 Jahren mit diesem Blog angefangen habe, hat es weiß Gott wie oft Momente gegeben, in denen ich ans Aufgeben gedacht habe. Ich hatte mir Monsterziele gesetzt, wie zum Beispiel 100.000 Leser in einem ½ Jahr zu erreichen und dieses natürlich verfehlt. Dennoch machte ich weiter. Auch die täglichen kleinen Rückschläge, wie Beiträge die ich super fand und doch nur mich und meine fünf

Freunde interessierte, musste ich wegstecken. Dennoch machte ich weiter. Es folgten noch ein paar technische Unzulänglichkeiten, wie ein falsch gesetztes Häkchen und was weiß ich noch alles. Dennoch mache ich weiter. Denn bei meinem Blog verhält es sich gleich wie bei jeder Veränderung. Sie dient dazu, unterschiedliche Lebenssituationen zu erproben und schrittweise meinen Horizont zu erweitern.

Durch Veränderungen setzen wir uns Extremen aus und die Spannung des Lebens bleibt aufrecht. Und nach der Spannung folgt wieder Entspannung. So bleibt der Kreislauf des Lebens erhalten. Dies ist die Würze des Lebens.

Mit gutem Plan zum schönen Leben – die Kunst der Jahresplanung entdecken

Viele Menschen fühlen sich verloren auf der Hohen See des Lebens. Sie haben die Orientierung verloren. Sie lassen sich treiben ohne Ziel und der raue Wind des Alltags bläst Ihnen ins Gesicht. Sie haben den Überblick verloren - zu viel Stress, zu viele Belastungen, zu viele Termine. Ohne Rast und ohne Ruh hetzen sie von Tag zu Tag, von Monat zu Monat und von Jahr zu Jahr. Große Lebensträume wurden aus den Augen verloren. Abenteuerliche Reisen zu unternehmen wurde ins Pensionsalter verlegt und auch sonstige Veränderungen im Leben wurden auf den Sankt Nimmerleinstag verschoben. Doch ist unsere Lebenszeit nicht zu kostbar, um sie so verstreichen zu lassen? Große Träume nicht zu realisieren? Wichtige Veränderungen beiseite zu schieben? Ich sage JA. Das Leben in dieser Daseinsform gibt es nur einmal, mach deshalb das Beste draus. Werde Kapitän Deines eigenen Lebens. Beginne noch in diesem Jahr!

Künstler mit Konzept

Kann ein schönes und gutes Leben durch Zufall gelingen? Es kann, muss aber nicht. Wenn Du etwas ändern möchtest, Du noch Träume und Pläne hast, dann hilft es Dir diese aufs Papier zu bringen. Denn der Plan gibt Dir eine grobe Richtung und die Realisierung wird Dir leichter fallen. Er schafft innere Verbindlichkeit und Du kannst Dich selbst überprüfen. So kommst Du Deiner Idealvorstellung von einem schönen und guten Leben wesentlich einfacher näher. Die Idee wird zum Konzept und kann dann zur Wirklichkeit werden.

Lebenskünstler mit Konzept

Ich habe schon vor einigen Jahren begonnen, meine Träume und Ideen immer wieder aufs Papier zu bringen. Dies hat mir dabei geholfen, vieles nach meinen Bedürfnissen umzusetzen. Ich habe mit 29 eine Weltreise gemacht, habe mit 31 ein Philosophie Studium begonnen, habe mit 32 eine Familie gegründet, habe mich mit 34 selbstständig gemacht und bin mit meiner Familie nach Spanien ausgewandert. Jetzt habe ich erstmals mein eigenes Buch Werde Lebenskünstler veröffentlicht und auch der Blog ist aus einer Idee meiner Jahresplanung entstanden. Dies alles ist mir gelungen, weil ich drei Wörter beherzigt habe; Raum, Zeit und Reflexion.

Reflexion des Jahres

Damit Dir ein guter Jahresplan gelingt, brauchst du Zeit zum Reflektieren um Dich selbst besser kennenzulernen. Gemeint ist damit, dass du Dir Zeit nehmen solltest, um Deinen Gefühlen – hui, jetzt wird es schwierig für die Männer - Ausdruck zu verleihen. Es geht in der Lebenskunst auch darum, Gefühlen und Gedanken Raum zu geben. Alles hat seine Berechtigung, denn das Leben lässt nicht in Zuckerwatte betten, es braucht beide Pole - gute wie schlechte. Es geht darum, Gedanken und Gefühle zuzulassen und die richtige Balance im Leben zu finden. Du darfst dabei mit Deinen Gefühlen alles machen, bloß nicht unterdrücken. Mache sie Dir bewusst und nütze dann die Gestaltungsmöglichkeiten. Denn die Formgebung wirkt auf die Empfindung zurück. Doch welche Möglichkeiten gibt es? Wie funktioniert die Jahresreflexion?

1. Zeit einplanen: Plane bewusst einen Zeitraum ein, indem Du Dich deiner Jahresinventur widmest. Ein paar Stunden dürfen das schon sein. Es geht immerhin um ein ganzes Jahr. Gehe Strukturiert vor: zurückblicken, umdichblicken und vorausblicken. Beginne mit dem Rückblick:

- Was hat dieses Jahr gut funktioniert?
- Was hast Du dieses Jahr gelernt?
- Blicke um Dich:
- Wofür bist Du dankbar?

- Was hast Du erreicht?

Blicke voraus:
- Was möchtest Du besser machen?
- Was möchtest Du ändern?
- Wohin möchtest Du?

Doch bevor Du eine Veränderung bewirken kannst, musst Du für Dich selbst Dein Ziel definieren. Aristoteles meinte dazu: „Jede Bewegung verläuft in der Zeit und hat ein Ziel."
Blicke bei der Reflexion aber nicht nur auf einen Bereich wie z.B. die Arbeit. Unser Leben besteht aus vielen Bereichen. Ich habe für mich folgende Bereiche definiert: Familie, Freundschaft, Arbeit, Bildung, Gesundheit, Persönlichkeit, Kultur und Sinn, Dies ist nur ein Vorschlag, um mit Übersicht über das Jahr zu reflektieren. Du musst natürlich für Dich selbst Deine Lebensbereiche definieren. Wenn Du allerdings damit beginnst Dein Jahr zu skizzieren, dann definiere bei Deinen Veränderungswünschen ein klares Ziel! Es muss messbar sein! Nenne eine verifizierbare Zahl und setze Dir hierbei ein Zeitlimit! Ansonsten ruderst Du ohne Leuchtturm im Nebel und wirst vielleicht nie ans Ziel kommen.
Hier ein paar Beispiele wie das aussehen kann:
- Ich möchte meine Arbeitszeit ab Juni/2017 pro Woche um 20 Stunden reduzieren.
- Ich möchte meine Aufgaben beim Elternverein ab September/2017 zurücklegen.
- Ich möchte die nächsten 12 Monate nichts mehr Neues kaufen. Eliminieren ab Jänner/2017 bis Dezember/2017.
- Ich möchte pro Tag ab sofort 1 Stunde lesen statt fernsehen.

Aber nicht nur während des Jahreswechsels darfst du reflektieren, nein du darfst dein ganzes Leben zurückblicken, umdichblicken und vorausblicken. Um aus den Erkenntnissen zu lernen und Dein Leben selbstbestimmt zu gestalten. Du bist so Künstler Deines eigenen Lebens. Diese Jahresinventur ist nur der erste Schritt, um näher zu Deinem schönen und guten Leben zu gelangen. Das nächste Mal werde ich noch auf die Details der Umsetzung eingehen.

Warum jeder Elefant zerstückelt gehört und was Du dazu brauchst

Ok, bevor jetzt die Tierschützer Alarm schlagen - ich meine damit natürlich nicht das Tier. Nein, diese großen und wunderbaren Geschöpfe der Natur dienen nur als Synonym für große Ziele. Denn große Ziele und Vorsätze gehören in Ihre Einzelteile zerlegt. Warum? Wie willst Du mit einem ganzen Elefanten denn ins Gehen kommen? Hast Du Deine Jahresplanung abgeschlossen, Dir große Ziele und Vorsätze notiert, bist aber noch nicht ins Gehen gekommen. Was möchtest Du erreichen? Wovon träumst Du schon lange? Vielleicht von einer Weltreise, dem Auswandern oder möchtest Du Deinen Job kündigen, um für eine NGO zu arbeiten? Bist Du davor bis jetzt aber immer zurück geschreckt, weil der Brocken zu groß war? Genau darum geht es - der Elefant wirkt auf den ersten Blick zu groß. Deshalb müssen wir Ihn auch in kleine Stücke zerlegen. Große Ziele brauchen kleine Zwischenziele. Und damit es Dir bei der Umsetzung leichter von der Hand geht, kann ich Dir eine Methode empfehlen, die ich schon seit Jahren anwende. Die „Wochenplanreflexion". Ha, und dieses Wort ist von Word noch nicht einmal rot unterstrichen. Hier nun eine Variante, um seine großen Lebensziele zu erreichen.

Reflexion als Ritual

Bestimme einen Tag und einen Platz in der Woche, an dem Du Dir Zeit nimmst, um deine Woche Revue passieren zu lassen und die wichtigsten Schritte für die kommende Woche zu planen. Als ich noch in einer Fixanstellung arbeitete hatte ich für mich den Sonntag Abend definiert. Dies ist bis heute so geblieben. Ein Stunde nehme ich mir dafür Zeit. Betrachte den Elefanten aus der Ferne und visualisiere das Gefühl Nimm Dir die ersten 5 Minuten Zeit und betrachte Dein Lebensziel. Mache die Augen zu und fühle hinein. Bringe dich in gute

Stimmung. Und wie fühlt es sich an? Wenn das Gefühl saugut ist, wenn beim Gedanken an das erreichte Ziel ein wohlig warmes Kribbeln entsteht, dann kannst du weitermachen.

Rückblick der Woche

Beginne jetzt die letzte Woche Revue passieren zu lassen. Was ist Dir gelungen, welche Schritte hast Du umgesetzt, um Deinem Ziel ein Stückchen näher zu kommen. Als wir uns vor einem Jahr entschlossen hatten auszuwandern, haben wir diesen großen Elefanten in kleinste Aufgaben geteilt. Und diese Woche für Woche abgehackt. Unsere Sachen verkaufen, Stromanbieter kündigen, Sprache lernen, sparen und noch viel mehr. Jeder Schritt wurde in den Wochenplan mit aufgenommen. Und konnte somit abgehackt werden. Blicke mit Stolz zurück auf das Erreichte.

Worauf hast Du vergessen

Natürlich wird es passieren, dass Dir nicht alles gelingt. Blicke zurück auf die Fehler und lerne daraus. Worauf hast Du vergessen? Was kannst Du optimieren? Wo braucht es vielleicht noch mehr Anstrengung? Nimm Deine Learnings mit auf in die Wochenplanreflexion.

Definiere 5 - 7 große Schritte zum Ziel

Blicke jetzt in die kommende Woche. Definiere 5-7 große Schritte, die Dich näher zum Ziel bringen. Welche Schritte möchtest Du kommende Woche gehen. Definiere klare Aufgaben, die Du erledigen kannst. Bei unsere Auswanderung, war unser größtes Problem oder die größte Sorge – wovon sollen wir leben? Deshalb startete ich bereits Oktober 2014 diesen Blog. Ich schrieb jede Woche ein bis zwei Beiträge. Das waren schon damals meine ersten wöchentlichen Schritte zur Auswanderung. Bis jetzt finanziert dieser Blog aber nur einen Teil des Einkommens, deshalb musste ich auch an andere

Einkommensquellen denken. Die Firmengründung von Katall.co benötigte auch viele Zwischenschritte und half uns so, unser Ziel zu erreichen. Als großer Schritt gelten nur Aufgaben, die Dich wirklich näher an Dein Ziel bringen. Facebook Update Checken ect. gilt nicht. Damit würdest Du Dich selbst belügen.

Zeitplan der Woche

Wenn Du Deine Schritte definiert hast, erstelle Deinen persönlichen Wochenplan und halte diesen schriftlich fest. Verschaffe Dir einen Überblick und schaffe somit ein Kommittent mit Dir selbst. Fülle Deinen Plan mit den kleinen Aufgaben Das normale Leben auf dem Weg zum großen Ziel geht weiter. Befülle Deinen Plan mit den Kleinigkeiten, die erledigt werden müssen - Hausarbeit, der Weg zur Bank oder die ganz normale Arbeit. Alles geht seinen Gang.

Plane Nichtstun ein

Jede Veränderung kostet Kraft. Damit Dir die Puste nicht zu früh ausgeht und Dich der Elefant zerdrückt, plane auch genügend Pausen und Puffer in der Woche ein.

3 Wege wie man sich aus der Sklaverei der Gewohnheit befreit

Zuerst die gute Nachricht: Gewohnheiten schaffen Sicherheit in unruhigen Zeiten. Sie sind der rettende Anker in stürmischer See. Doch es gibt auch eine Kehrseite der Gewohnheiten - das Abstumpfen, das Dahinsiechen und die Fadesse halten Einzug im Alltag. Doch wie wird man Herr gegen die langweiligen Pflichten des Alltags?

Warum wir die Gewohnheiten hinterfragen sollten

Wenn man täglich seiner Alltagsroutine nachgeht, immer zur selben Zeit aufsteht, immer dasselbe zum Frühstück isst und auch täglich zum selben Arbeitsplatz fährt, geben diese routinemäßigen Handlungen dem Tag die Form vor. Und meist ist auch die Woche fix verplant. Montag abends ist Sport angesagt, am Dienstag darf es ein Familien-Fernsehabend sein, am Mittwoch steht der Pflichttermin bei der Omi an und am Donnerstag ist der Tennisverein am Programm. Natürlich sind auch die Wochenenden vollgepackt mit Aktivitäten mit der Familie, Freunde treffen und in die Kirche gehen. Der Wochenplan liest sich gleich wie ein Stundenplan in einem All Inclusive Urlaub nur ohne Animateure. Doch wo bleibt die Zeit und etwas Spielraum für Außergewöhnliches? Wie sollen wir Neues ausprobieren, neue Erfahrungen machen, wenn wir jede Minute unserer Woche fix verplanen? Genau da liegt die Schwierigkeit. Wir haben uns zum Sklaven unserer eigenen Gewohnheiten gemacht, ohne diese zu hinterfragen. Wir führen kein selbstbestimmtes Leben im Sinne der Lebenskunst sondern folgen nur mehr unseren Gewohnheiten.

Wann wird die Gewohnheit zur Gewohnheit?

Am Anfang jeder Gewohnheit steht die Veränderung. Ich habe mich zum Beispiel vor 4 Jahren zum ersten Mal für den

Halbmarathon in Wien angemeldet. Ich war voller Enthusiasmus und Energie. Ein Trainingsplan wurde aufgestellt, eine sündteure Puls Uhr wurde angeschafft und ein Ergometer durfte es auch noch sein. Es machte Spaß, ich hatte ein Ziel und schließlich war es auch noch gesund. Denn mein Körper funktioniert ähnlich wie der eines Hamsters. Im Winter wird nur geschlafen und gefressen. So passte es ganz gut, dass ich im Frühling mit dem Laufen begann. Auch das Ergebnis bei meinem ersten Lauf konnte sich richtig sehen lassen, ich will jetzt nicht angeben, aber ich hatte für 21 Km nur 1:45 h benötigt. Im darauffolgenden Jahr habe ich mich wieder angemeldet. Diesmal hatte ich trainingstechnisch noch ein Schaufferl drauf gelegt (eine Schippe nachgelegt). Und siehe da: keine Verbesserung. Ich war enttäuscht. Obwohl ich eigentlich eine super Leistung abgeliefert hatte. Nichts destotrotz wollte ich eine Steigerung erreichen. Das Trainingspensum wurde erhöht. Der Spaß hatte sich schon lange verabschiedet, dafür hat sich ein Schmerz im rechten Knie beim Training hinzugesellt. Trotzdem wollte ich unbedingt starten. Schließlich war es mittlerweile schon ein fixer Bestandteil meines Lebens geworden. Das Ergebnis war ein spaßfreier und schmerzerfüllter Lauf, der mir mein ursprünglich freudiges Hobby zur Hölle machte. Ich hatte den Zeitpunkt für die Veränderung übersehen. Denn jede ursprüngliche Veränderung wird zur Gewohnheit und die gilt es hin und wieder zu hinterfragen. Um seine Gewohnheiten zu hinterfragen, gibt es mehrere Möglichkeiten, die ich dir hier kurz zusammenfasse: Gewohnheit mit Ablaufdatum: Sobald Du etwas Neues ausprobierst, egal ob ein neues Frühstück oder ein neues Hobby, setze Dir im Vorhinein schon ein Ablaufdatum. Und an diesem Datum nimmst Du Dir kurz Zeit, um zu reüssieren. Stelle Dir die Fragen:

- Macht es mir noch Spaß?
- Schmeckt es noch?
- Sollte ich etwas verändern oder doch wieder zur alten Gewohnheit zurückkehren?

Jourfixe der Gewohnheit: Nimm Dir einen fixen Tag im Monat oder vierteljährlich und hinterfrage all deine Gewohnheiten auf die Faktoren Spaß, Genuss und Notwendigkeit.

- Welche Gewohnheiten werden Dir aufgezwungen? Denn wer sagt denn, dass wir jede Woche das unsympathische Tantchen besuchen müssen.
- Welche Gewohnheiten sind mittlerweile langweilig?
- Was möchte ich unbedingt ändern?

Experiment der Veränderung: Probiere jedes Monat eine neue Veränderung aus und mache sie für ein Monat zu deiner Gewohnheit (siehe Monatsmob). Wenn sie Dir gefällt, dann behalte sie bei. Ansonsten lasse es bleiben und probiere etwas Neues. Lasse Dich nicht vom Trott des Alltags aus reiner Bequemlichkeit in die Mangel nehmen. Befreie Dich von der Sklaverei der Gewohnheiten, mache das Beste aus Deinen Gewohnheiten und nutze diese für Dein selbst gestaltetes Leben. Denn darum geht es in der Lebenskunst und schon Michel de Montaigne meinte: „Die oberste Aufgabe, zu der wir berufen sind, ist für jeden, sein eigenes Leben zu führen." Ach, hätte ich fast vergessen. Auch heuer war ich wieder beim Halbmarathon. Diesmal ganz ohne festen Trainingsplan. Ohne Uhr und ohne Druck. So langsam wie noch nie und mit so viel Spaß wie noch nie!

Mit der Gewohnheitskette zu mehr Freiheit

Sich selbst in Ketten legen, um zu mehr Freiheit zu gelangen. Klingt das für Dich logisch? Für mich auch nicht. Erst als ich die Gewohnheitskette ausprobiert habe, wurde mir klar wie sie zu mehr Freiheit bzw. zu mehr Selbstmächtigkeit führt. Gewohnheiten haben uns fest im Griff. Sie bestimmen fast 80 % unseres Alltags. Sie blockieren uns und hindern uns an Veränderung. Doch wenn eine Veränderung erfolgreich gelingen soll, dann kann man die Anziehungskraft der Gewohnheit auch positiv für sich nutzen oder anders gesagt - eine Gewohnheitskette bilden.

Die Gewohnheit und die Abhängigkeit

Wer oder was hindert den Menschen an der Bewegung? Ist es die Erdanziehungskraft, die sich an manchen Tagen um einiges stärker anfühlt oder ist es die stärkere Antibewegungsstimme in uns. Viele haben sich schon vorgenommen, etwas mehr Sport zu treiben oder sich von lästigen Gewohnheiten zu befreien und scheitern. Dann heißt es, der innere Schweinehund hat gewonnen. Denn Gewohnheiten sind stark. Sie sind treue Gefährten, geben uns halt und machen unser Leben leichter. Gerade in schwierigen und stressigen Phasen helfen Sie uns den Alltag zu bewältigen. Aber auch wenn wir Gewohnheiten loswerden möchten, auch dann sind sie stark. Wen wundert's. Meistens begleiten sie uns schon seit Jahren. Deshalb ist es so schwer alte Gewohnheiten loszuwerden und neue zu etablieren. Und genau da liegt der Punkt.

Die Rituale für sich nützen

Man kann den Spieß umdrehen - alte Angewohnheiten nützen um neue zu etablieren. Bilde eine Gewohnheitskette und schaffe einen Zusammenhang. Dadurch lassen sich neue Gewohnheiten einfacher umsetzen. Das heißt, lass auf eine alte bestehende Gewohnheit eine neue folgen. Die alte Gewohnheit ist der Anker, an den sich die neue knüpfen lässt.

Gewohnheitskette - mein persönliches Morgenritual

Ich war immer schon ein Morgenmuffel. Ich wachte auf und war schlecht gelaunt. Ein richtiger Schlechte-Laune-Bär. Irgendwann, in einer ruhigen Minute nahm ich mir die Zeit und habe dies hinterfragt. Muss das so sein? Was habe ich von meiner schlechten Laune? Und was lässt sich dagegen tun? Genau, der Nutzen liegt bei null und deshalb habe ich dagegen etwas unternommen. Die beste Art in den Tag zu starten und meine Laune zu heben, war Bewegung und frische Luft. Keine Sorge, dies wird jetzt kein Vortrag über die tägliche Stunde Sport. Nein, ich habe eine viel kürzere und effektivere Variante gefunden, um gut gelaunt in den Tag zu starten. Nach der Toilette - weitere Details erspare ich Dir hier- trinke ich einen halben Liter Wasser gegen den Durst, mache das Fenster auf und atme frische Morgenluft. Danach gönne ich mir 25 Kniebeugen ja diese Altherren Sportart - und 25 Liegestütze - aber die Damenvariante -auf der Bettkante, zwecks einfacherer Umsetzung. Diese einfache Gewohnheitskette, die ich täglich umsetze und nicht mehr als 5 Minuten beansprucht, macht mich zu einem besseren Menschen. Ok, das war jetzt etwas übertrieben. Aber es macht mich zu einen besseren Morgenmenschen. Und dies gute Gefühl begleitet mich durch den Tag. Durch diese einfache Methode an zwei Gewohnheiten - nämlich die Toilette und das Wassertrinken - einfach drei weitere anzuhängen, war es für mich wesentlich leichter, diese umzusetzen. Denn die alten Gewohnheiten, waren bereits verankert, ich musste nur noch die weiteren etablieren. Meine neuen Gewohnheiten konnten sich an den alten festhalten. Wenn auch Du neue Gewohnheiten etablieren möchtest, such Dir einen Anker, eine alte Gewohnheit an der Du dich festhalten kannst, so wird Dir auch die neue Veränderung leichter fallen. Nimm einen Auslöser wie z.B. nach dem

Abendessen folgt der Spaziergang, nach dem Zähneputzen folgt das Lesen oder nach dem man die Kinder ins Bett gebracht hat, folgt eine 15-minütige Nichtstun-Session. Was auch immer Du Dir vornimmst, um wieder etwas selbstmächtiger durch den Alltag zu gehen, mit einer Gewohnheitskette lässt sich diese leichter umsetzen.

Meine Motivation – ein Abschiedsbrief

So gut hat alles begonnen mit uns zwei. Am Anfang warst du stets meine treue Begleitung. Hast meinen Kopf mit warmer Energie durchflutet. Warst mein Licht und mein Brennen in dunklen Zeiten. Hast mir geholfen allen Widrigkeiten zu trotzen. Keine Ahnung wann und wie, doch irgendwie wurde alles anders. Jedes Mal, wenn ich verzweifelt vor einem weißen Blatt Papier saß, meine Zeit vertrödelte und einfach nicht ins Starten kam. Dann warst du da, liebe Motivation, warst meine Starthilfe und meine Finger gleiteten wie von selbst über die Tastatur. Die Zeilen schrieben sich wie von selbst, das Feuer loderte und wir waren ein Herz und eine Seele. Doch irgendwann, Stück für Stück, hast du dich rar gemacht. Immer seltener hast du mich besucht. Und heute frage ich mich, ach liebe Motivation, wo bist du nur hin? Ich hielt meinen Blick nach vorne gerichtet. Große Pläne hatten wir gemeinsam geschmiedet. Wir erlebten viel und gingen durch dick und dünn. Doch langsam, fast unbemerkt, hast du dich selten gemacht. Die Wärme, das Brennen wurde schwächer. Die Zeilen wurden weniger und so mancher Start ist missglückt. Schritt für Schritt hast du mich verlassen. Ach liebe Motivation, ich vermisse dich. Deine Wärme, die in mir aufsteigt wenn du in meiner Nähe bist und das Brennen, das mich mit Energie versorgt. Was soll ich nur machen ohne dich? Wie soll ich das Loch füllen, das sich in mir aufgetan hat. Mich ständig mit Schokolade zu belohnen, ist auf Dauer auch keine Lösung. Das sagen zumindest meine Hüften.

Vielleicht brauchen wir nur eine Pause? Ach was, Beziehungspausen funktionieren doch nie. Ist einmal der Wurm drin, dann ist es wohl besser wir machen Schluss. Ziehen eine klare Linie - einen Schlussstrich.

Zum Abschied sage ich leise Danke, liebe Motivation. Du warst mein Anker, du warst mein Licht. Es war mir eine Freude dich getroffen und deine großartige Bekanntschaft gemacht zu haben. Unsere gemeinsamen Stunden waren wunderbar. Sie fühlten sich gut an. Diese Stunden werden mir fehlen, du wirst mir fehlen – liebe Motivation. Beim Gedanken weiterhin ohne dich leben zu müssen, überkommt mich Trauer, mit Wehmut blicke ich zurück auf unsere wunderbare Zeit. Ich bin den Tränen nahe. Doch das Leben muss weitergehen, ich werde meine Wunden lecken und werde weiter meinen Weg gehen. Sei auch du nicht allzu traurig, vielleicht wirst auch du bald einen neuen finden, einen jungen Autor oder Blogger, der dich braucht. Blicke zurück auf die guten Tage und seih frohen Mutes. Schon bald werden wir, jeder für sich, vielleicht neue Lebenspartner finden.

Ich sag zum Schluss in guter Freundschaft - Adieu es war sehr schön.

Gelassen und heiter durchs Leben

Müßiggang muss sein – wirklich, es muss

Der Müßiggang hat es nicht leicht in unserer schnellen Zeit. Von allen Seiten wird er bedroht. Er gilt als alt und ewig gestrig und passt so gar nicht zum Lifestyle von heute. Heute wo Multitasking, Karriere und Kind oder einfach nur Karriere gefragt sind. Wo alle in Bewegung sind und sind sie nicht in Bewegung, dann haben sie so zu tun als wären sie es. Die Zeit hat es gebracht, dass für dieses noble und antike Nichtstun namens Müßiggang keine Zeit mehr ist. Doch das ist schade, denn er hat so viele gute Eigenschaften und kann uns so viel Gutes tun.

Warum Müßiggang?

Als Müßiggang wird das produktive Nichtstun bezeichnet. Nicht nur das absolute Nichtstun gilt als Müßiggang, nein auch leichte vergnügliche Tätigkeiten wie das Flanieren gelten als solche. Die Hauptsache dabei ist, dass es zeit- und ziellos geschieht. Und der Sinn des Müßiggangs liegt nicht in der Erholung von Stresssituationen, nein der Müßiggang hat kein Ziel. Aber Vorsicht - bei regelmäßiger Anwendung kann Entspannung eintreten! Denn angesichts der ständigen Reizüberflutung, der wir ausgesetzt sind, können ein paar Minuten Nichtstun durchaus zu diesem Effekt führen. Wenn Du also etwas gelassener und entspannter durch den Tag flanieren möchtest, dann ist der Müßiggang Dein bester Freund. Außerdem sagt man ihm auch nach, dass wir durch ihn kreativer werden und dass wir uns durch den Müßiggang besser selbst kennenlernen. So schlecht kann der Müßiggang also nicht sein. Doch warum hat er einen so schlechten Ruf und warum möchte niemand mehr etwas mit ihm zu tun haben?

Die Feinde des Müßiggangs

Der Müßiggang hat viele Feinde. Zu allererst er selbst. Denn sein Name - so sagt man - sei negativ konnotiert. Beladen mit diesem schlechten Image kommt er nicht so recht vorwärts. Er sei nur etwas für Faulenzer und Drückeberger. Und diese haben in der Zeit der Effizienz und Produktivität nicht viel Platz. Ganz anders verhielt es sich in der Antike. Da war der Müßiggang hoch angesehen. Meist nur für den Adel vorgesehen, wurde dieser mit Bildung und den hohen Künsten in Verbindung gebracht. Doch der Feind des Müßiggangs lauerte überall. Beginnend in der christlichen Theologie, wo dieser mit Faulheit und Trägheit gleichgesetzt wurde und diese Eigenschaften zu den 7 Todsünden gezählt wurden. Schon dadurch konnte sich der Müßiggang nicht so recht durchsetzen. Auch in Zeiten der Industrialisierung wurde der Müßiggang fast verfolgt. Jede Pause wurde strikt untersagt, denn die Werke mussten am Laufen gehalten werden. Ohne Fleiß kein Preis. Und wie sieht es heute damit aus? Auch nicht viel besser. Auch wenn sich die Menschheit etwas aus den Krallen der klassischen industriellen Produktion befreien konnte, hat sie sich in eine noch größere Falle Namens Kapitalismus begeben. Ab jetzt heißt es Multitasking und Karriere. Größere Häuser und schnellere Autos müssen her. Ganz zu schweigen von den immer mehr werdenden Aufgaben in einer modernen Familie. Für Müßiggang ist heute noch weniger Zeit. Diese lange Geschichte der Verfolgung der Müßiggänger hat seine Wirkung nicht verfehlt. Denn vielen Menschen ist es auch heute unmöglich, eine Zeit lang nichts zu tun ohne dabei von einem schlechten Gewissen geplagt zu werden. Sobald sich eine Minute der Ruhe auftut, wird sofort nach einer Ablenkung gesucht. Egal ob mit dem Smartphone, dem Fernseher oder sonstigen Entertainment Geräten. Ein paar ruhige Minuten können viele Menschen nur schwer ertragen. Es soll sogar Menschen geben, die sich selbst lieber einen Elektroschock versetzen als sich 15 Minuten mit Nichtstun zu beschäftigen. Und dies obwohl dieser zarte Hauch von Nichts so gut tut.

Zurück zum Nichts

Wie schaffen wir in unserer sich immer schneller drehenden Zeit Platz zu finden für das Dolce-far-niente und zwar ohne schlechtes Gewissen? Früher in der guten alten Zeit war Fleiß eine Tugend. Sie wurde hoch gehalten, während die Faulheit als Todsünde galt. Und da Müßiggang gleichgesetzt wird mit Faulheit überkommt uns das gesellschaftliche schlechte Gewissen. Doch weniger zu arbeiten ist nicht faul sondern weise. Wer es schafft mit wenig Aufwand zu einem guten und schönen Leben zu gelangen, der hat es doch geschafft. Warum muss dahinter immer Blut, Schweiß und Tränen stecken? Eben, es geht auch anders. Und eine Portion Nichtstun am Tag kann uns zu mehr Weisheit verhelfen. Damit uns die gesellschaftliche Prägung und die Arbeit nicht erdrücken, kann ich jedem eine gesunde Portion Nichtstun nur empfehlen. Dies lässt die Gedanken schweifen, neue Ansichten und Ideen können entstehen. Durch die Phase der Erholung werden unsere Batterien wieder aufgeladen und der Stimmungsbarometer klettert nach oben. Denn das Hirn kann sich von den zig tausenden Impulsen, die wir durch Medien, Smartphone und Co empfangen, erholen. Ich selbst bin ein überzeugter Müßiggänger, der sich nur zu gerne seine tägliche Portion Nichtstun gönnt und zwar wirklich jeden Tag. Und ich bin dadurch nicht nur gelassener geworden, nein meine gesamte Lebenssituation hat sich dadurch verbessert. Denn ich fand in den kleinen Pausen des Alltags immer wieder helle Momente, die mich auf neue Ideen gebracht haben und so meinem Leben eine neue positive Richtung gegeben haben. Das Einzige, was es dazu brauchte, war die bewusste Entscheidung mir jeden Tag eine Portion Müßiggang zu nehmen.
Ich höre sie schon, die stressgeplagten Stimmen, die meinen für Nichts sei einfach keine Zeit. Ich kann sie verstehen - gerade wenn man Familie hat, steigen die Aufgaben und somit der Stress ins
Unermessliche. Doch genau dann ist es umso wichtiger, sich Müßiggang zu verschaffen. Denn dies ist meist der erste Schritt

sich vom Stress etwas zu fangen und etwas mehr Klarheit in den Alltag zu bekommen. Zeit dafür ist genug, ein kleiner Blick auf den Alltag genügt. Auch als ich noch Projektleiter in einem Unternehmen war, habe ich mir die Zeit genommen und Möglichkeiten gefunden. Zur besseren Übersicht fasse ich kurz ein paar Varianten in einem Manifest des Müßiggangs zusammen – den idealen Tagesplan mit Müßiggang sozusagen – um für den stressigen Alltag gerüstet zu sein.

Müßiggang am Vormittag

Ohne Wecker aufstehen. Der Wecker, das Teufelsinstrument, erfunden in der Zeit der industriellen Revolution. Wozu? Natürlich um uns das Leben zur Hölle zu machen. Denn was gibt es Schöneres als seinen Tag nach seiner inneren Uhr zu richten, sich Zeit zu nehmen, um in der kuschlig warmen Decke noch etwas zu verweilen. Deshalb verkaufe ich den Wecker um ganze 0,40 Cent auf Ebay an einen Selbstabholer. Ich will doch nicht in die Versuchung eines Weckrückfalls geraten. Steht einem genüsslichen Ausschlafen nichts mehr im Wege. Wäre da nicht mein kleiner Sohn, der dagegen etwas zu haben scheint. Um 5:30 morgens tätschelt er mir liebevoll das Gesicht und holt mich mit dem salbungsvollen Wort „Aufstehen!"! aus den Federn. Dennoch fühlt es sich zigmal besser an - von meinem Sohn geweckt zu werden als von einem schrillen Klingelton.

Im Bett liegen bleiben und nichts tun. Schon John Lennon wusste um die Vorzüge des im Bett-Liegen- Bleibens. Ganz entspannt den Tag beginnen. Fast hätte er die Welt damit gerettet. Aber nicht nur Künstler, nein auch ich als angehender Lebenskünstler und Müßiggänger bin mir über die Vorzüge des im Bett-Liegen-Bleiben bewusst. Dabei kann ich Ideen generieren, und sinnieren, das ist produktiv und edel - also genau das richtige für mich. Allerdings gibt es auch hier wieder einen Einspruch (siehe Punkt 1).

Bummeln. Über das Bummeln habe ich bereits im Artikel Künstlertreff mit dem Lebenskünstler berichtet. Eine herrliche

Sache. Sich Zeit zu nehmen um Blau zu machen und sei es nur für 2 Stunden. Das Gefühl der Freiheit genießen um dann bei einer scheinbar sinnlosen Tätigkeit wie Flipper spielen zu entspannen oder einfach nur rumzugammeln. Dafür möchte ich mir an einem bescheidenen Montag einfach die Zeit nehmen. Als Müßiggänger brauche ich mehr Zeit für Heiterkeit. Auch wenn die Wirtschaftsbonzen das nicht immer so sehen und die tägliche Bummeldosis sich nicht immer umsetzten lässt.

Müßiggang ab Mittag

Gemütliches Mittagessen. Der Genuss und die Ruhe müssen wieder zurück an den Mittagstisch. Ein Kantinenfraß oder sonstiges Fast Food zählt natürlich nicht. Wo ist es hin, das gemütliche Mittagessen? Wer hat es gestohlen? Als Angestellter - und Teil des Hamsterrades- muss ich mir die genüssliche Mittagspause zurückholen. Ich verlasse die Firma, nachdem ich zurück von meinem Bummelausflug, nur kurze Zeit im Büro verweilte. Gehe auf ein Mittagspäuschen und genieße das Essen in vollen Zügen - mit allem Pi-Pa-Po. Die größte Hürde sind dabei die Arbeitskollegen, die wollen vielleicht auch noch mit. Nix da, sonst wird wieder die ganze Zeit über die Arbeit diskutiert. Und der Chef? Der hat sowieso keine Zeit seinen Kopf aus den Excel-Tabellen herauszustecken.
Mittagsschläfchen. Das Mittagschläfchen ist für einen Müßiggänger der Olymp des Müßiggangs.Es teilt den Tag herrlich in zwei Hälften und sollte ich am Vortag ein Bierchen zuviel gekippt haben, dann macht das nichts, denn die Mittagspause ist immer zum greifen Nah. Nicht umsonst genießt man im südlichen Europa, die Siesta, oder das Dolce Vita, während sich im Norden die Menschen ins Burnout buckeln. Leider ist die Durchführung dieses Punktes für einen Angestellten die am schwierigsten zu bewältigende. Wo soll der Mittagsschlaf stattfinden? Das verhält sich ähnlich wie bei einer Kurzmeditation - entweder ich such das stille Örtchen auf, oder ich verstecke mich hinter dem Bildschirm mit der Kinn-in-der-

Hand-Stellung. Leider lässt sich in beiden Fällen an einschlafen nicht denken- an einer passenden Lösung arbeite ich noch.

Tea Time (kann aber auch Kaffee sein). Der Nachmittag bricht herein, alle sind voll im Stress. Doch wer seinem Nachmittag etwas mehr Gelassenheit verleihen möchte, der mache es wie die Engländer: tea-time! Ok, für alle die dem Tee nix abgewinnen können, der halte sein Plauscherl halt mit Kaffee - auch das fühlt sich ganz gut an. Die Hauptsache ist, bewusst mit Genuss trinken, nur so kommt man in den Müßiggang.

Ins Narrnkastl schauen. Ich nehme mir die Zeit, und schau aus dem Fenster. Und sonst? Sonst nix. Einfach nur schauen. Erholung für die Augen und für den Geist. Der größte Gegner dabei ist die Vergesslichkeit. Ich vergesse hin und wieder aufs Nixtun. Vielleicht sollte ich mir einen Termin eintragen. Thema: Nix.

Flanieren. Das Flanieren ist eine perfekte Möglichkeit für Müßiggang. Ein Nachmittagsspaziergang - dabei bewegt man sich ohne Zeit und Ziel - flanierend lasse ich meinen Gedanken freien Lauf.

Müßiggang am Abend

Gläschen trinken: Heimkommen und auf leeren Magen als erstes nach der Begrüßung ein kühles Bierchen zwitschern oder doch ein Gläschen Wein? Egal. Hauptsache ganz ohne Reue - dafür umso mehr Genuss. Ich fühle als passionierter Biertrinker, das kühle Blubbern in der Kehle und erfreue mich dem herrlichen Gefühl des Feierabends. Es war heute immerhin ein anstrengender Tag des Müßiggangs.

Nichtstun daheim. Dank Facebook haben alle immer das Gefühl irgendetwas zu versäumen. Deshalb habe ich mich entschlossen, eine Gegenbewegung zu starten. Und zwar das Nichtstun daheim. Kein Computer, kein Fernseher und keine Party. Nur ich und meine Familie. Ganz unspektakulär und doch so aufregend.

Schlafen und sonst nix.

Müßiggang der Schluss

Ich stehe noch am Anfang der Lehre des Müßiggangs und habe noch viele Herausforderungen zu meistern um einen kompletten Tagesplan mit Müßiggang zu absolvieren. Dennoch gehe ich bewusst durch den Tag und versuche mindestens drei Aktivitäten pro Tag umzusetzen. Das hebt meine Laune und steigert meinen Genuss. Denn es kann ja nicht jeden Tag Sonntag sein. So macht die Kunst des Lebens Spaß.

Wieviel Puuh bist Du? Sechs Erkenntnisse, die das Leben lebenswerter machen

„Du dummer, alter Bär!", mit diesem Spruch tadelt Christopher Robin, ganz liebevoll gemeint, seinen besten Freund Winnie Puuh. Doch bei genauerer Betrachtung ist der Bär alles andere als dumm und kann uns eine Menge Lebensweisheit für ein gutes und schönes Leben mitgeben. Erkenntnisse, die den Alltag erhellen und das Leben lebenswerter machen. Meine sechs wichtigsten Einsichten aus der lustigen Freundschaftsbande habe ich mal kurz zusammengefasst.

Der Augenblick ist der beste

„Heute ist ein guter Tag, um Winnie Puuh zu sein, jeder Tag ist ein guter Tag, um Winnie Puuh zu sein", schöner kann man es nicht auf den Punkt bringen. Es vergeht doch kein Tag, an dem wir uns im Alltag nicht einen anderen Moment herbei wünschen. Doch der kleine alte Bär hat schon Recht. Der beste Moment ist immer das Hier und das Jetzt, denn einen anderen haben wir im Moment einfach nicht. Deshalb sollten wir uns ein großes Stück Bärengemütlichkeit abschneiden und den Augenblick genießen. Denn was bleibt uns denn anderes übrig?

Vorurteile sind Spaßverderber

Die Heffalumps sind die Ungeheuer jenseits des Hundertmorgenwaldes. Sie verbreiten Schrecken und Angst. Jedes Mal, wenn sie zur Sprache kommen, stehen Winnie Puuh und seine Freunde Todesängste aus. Denn, wenn man den Mythen glaubt, dann handelt es sich bei dieser sagenumwobenen Spezies um schreckliche Zeitgenossen. Unzählige Angstzustände, körperliche und seelische Qualen müssen ausgestanden werden - und das alles nur, weil die Freunde den Mythen zu viel Glauben geschenkt haben. Hätten sie sich schon früher auf eine Begegnung mit den Heffalumps eingelassen, dann hätten sie ihre Liebenswürdigkeit sehr viel eher erkennen können. So geht der Spaß mit den Heffalumps erst viel später los.

Toleranz führt zu mehr Spaß

Die Freunde Tigger, Ferkel, Rabbit, Eule, I-Aah, Winnie Puuh und Christopher Robin könnten unterschiedlicher nicht sein. Egal ob verrückt, trübsinnig oder ängstlich, sie sind so wie sie sind, helfen einander und haben Spaß miteinander. Also mein besseres Argument für mehr Toleranz fällt mir persönlich nicht ein!

Selbstliebe ist die Basis der Freundschaft

Gute Freunde stehen einander bei aber, um das bewerkstelligen zu können, muss man immer gut bei Kräften sein. Dies weiß Winnie Puuh nur zu gut. Deshalb gönnt er sich stets seine Portion Honig und tut sich selbst etwas Gutes. Er ist mit sich selbst im Reinen und sich selbst ein guter Freund. Deshalb hat er auch genug Energie, allen anderen ein guter Freund zu sein. Zuerst muss man mit sich selbst befreundet sein, erst dann kann man auch ein guter Freund für andere sein. Und wär hätte Winnie Puuh nicht gern als Freund?

Wahre Freundschaft braucht keinen Grund

Warum sind die Freunde aus dem Hundertmorgenwald überhaupt Freunde? Welchen Nutzen ziehen sie daraus? Eine Geschäftsbeziehung wird wohl keine daraus werden. Genau darum geht es. Sie sind nicht deshalb befreundet weil sie sich daraus einen Vorteil erhoffen, sie sind nur der Freundschaft willen miteinander befreundet. Sie sind sich gegenseitig wohlgesinnt, helfen einander und erleben die größten Abenteuer miteinander. Sie sind wahre Freunde ohne Hintergedanken, dafür voller Vertrauen und Verlässlichkeit.

Honig tut gut und schmeckt gut

Jedes Mal, wenn ich in meiner Kindheit Winnie Puh gesehen habe und jedes Mal, wenn ich eine Serie mit meinem Sohn ansehe, bekomme ich Gusto auf ein Honigbrot. Und dann stelle ich fest, der kleine Bär hat schon wieder recht. Honig tut gut und schmeckt gut.

Kinder und unsere eigene Kindheit sind eine gute Richtschnur für mehr Lebensqualität und eine Portion mehr Lebenskunst im Alltag. Genau deshalb tut es auch gut, sich hin und wieder auf die Werte seiner Kindheit zu besinnen, um die Freuden des Lebens wieder besser zu spüren und mit mehr Spaß durch den Alltag zu flanieren.

Gib Acht und putz Dich frei – ein Selbstversuch der Achtsamkeit

Jede Minute, in der wir nicht achtsam sind, ist eine verschenkte Minute. Es wird nichts gut, wenn wir es nicht achtsam machen, dies wusste schon der gute alte Epiktet. Doch ist das leichter gesagt als getan, denn was ist mir den ganzen Tätigkeiten die uns keinen Spaß machen wie z.B. das Lokusputzen, dem Rasenmähen, dem Geschirrspüler aus und einräumen, dem im Hochsommer Straßenbahnfahren, dem Schneeschaufeln, dem Unkrautjäten oder dem Besuch beim Zahnarzt. Wie sieht es dabei mit der Achtsamkeit aus? Gerade dabei sind wir versucht, schnell fertig werden zu wollen anstatt dem Moment die volle Aufmerksamkeit zu teil werden zu lassen. Und genau darin liegt die Herausforderung, selbst den Unliebsamen Tätigkeiten die volle Aufmerksamkeit zu widmen und das Beste daraus zu machen. Ganz im Sinne der Lebenskunst. Doch wie lässt sich das einrichten?

Mehr Achtsamkeit – auch für den Lokus

Es gibt einen großen Feind, der uns von der Achtsamkeit abhält und das sind wir selbst oder, besser gesagt, unsere Gedanken. Ich grüble über Probleme der Vergangenheit nach oder hänge Zukunftsvisionen nach. Beides sind Ablenkungen vom gegenwärtigen Moment. Mein Ziel ist es also, der Gegenwart die Aufmerksamkeit zukommen zu lassen, die sie verdient, nämlich die volle. Und da ich darin noch kein Meister bin, habe ich mir mal die wichtigsten Tipps von einem Blogger Namens Leo Babauta ausgeliehen und auf Ihre Alltagstauglichkeit anhand eines der ungemütlichsten Tätigkeiten getestet. Seine vier Schritte zu mehr Aufmerksamkeit lauten:
1. Wenn du putzt, dann putze nur.
2. Erledige Deine Arbeit mit Dankbarkeit.

3. Achte auf Deine Gedanken, Deinen Körper, Deine Handlungen.

4. Hinterlasse keine Spuren

Und hier ist mein Erfahrungsbericht, den ich Anhand einer Lokusputzaktion neulich getestet habe:

1. Wenn du putzt, dann putze nur.

Tja, es sind keine Ablenkungen erlaubt. Weder darf ich mit meinen Gedanken auf Wanderschaft gehen, also in die Zukunft planen, noch etwas anderes nebenher machen. Musikhören wäre eine willkommene Ablenkung doch von beiden muss ich die Finger lassen. Dies ist eine der schwierigsten Anweisungen, denn meine Gedanken gehorchen mir nur selten. Dafür hat der Leo bei Punkt 3. Aber einen Vorschlag. Du wirst staunen!

2. Erledige Deine Arbeit mit Dankbarkeit.

Das Grundprinzip liegt darin in jeder Arbeit Sinn zu finden, denn sie bringt jemandem Freude. Und mit Dankbarkeit und sinn lässt sich die Aufmerksamkeit wesentlich besser finden. Beim Toilettenputzbesispiel darf ich dafür dankbar sein, dass ich eine Familie habe, für die ich da sein kann und der ich helfe wenn ich den Lokusputz übernehme. Genau dieser Gedanke und die Dankbarkeit macht es um einiges einfacher zu putzen und es auch gerne zu tun. Deshalb sei Dankbar schon bevor Du mit der Arbeit beginnst und Du wirst schneller ins tun kommen und Dich auch mit mehr Hingabe widmen.

3. Achte auf Deine Gedanken, Deinen Körper, Deine Handlungen.

Der größte Feind lauert in uns. Die Gedanken. Doch die Herausforderung besteht darin, nicht den Feind zu bekämpfen, sondern ihn einfach nur wahrzunehmen. Und dann konzentriere Dich wieder auf Deine Handlungen. Auch schon Mr. Miyagi hatte klare Anweisungen für Karate Kid „Auftragen und Polieren". Und der alte Karatemeister musste es wohl wissen. Deshalb bleibe ich dran und konzentriere mich auf die Perfektionierung der Abläufe. I meinem Lokusfall ist das halt wischen und spülen.

4. Hinterlasse keine Spuren - vor allem keine Bremsspuren.

Alles was für die Natur gilt, nämlich eine möglichst kleine Wirkung in der Natur zu hinterlassen, gilt erst recht für den Lokus. Auch hier nehme ich mir die Vollendung als Vorbild und freue mich, dass ich helfen konnte.

Resümee der Achtsamkeit

Konnte ich den Auftrag ausführen, ohne dass meine Gedanken auf Wanderschaft gingen? Nein. Dennoch muss ich sagen, dass mir durch den Tipp mit der Dankbarkeit, die Arbeit schon um einiges leichter fiel. Auch die Vorstellung, die Gedanken auf die Handlungen und den Körper zu lenken, hat die Umsetzung erleichtert. Deshalb versuche ich ab jetzt immer, bei zumindest einer Tätigkeit pro Tag meine Achtsamkeit zu trainieren. Denn schon Mr. Miyagi wusste; Übung macht den Meister. Aber trotz aller Achtsmakeitssteigerung möchte ich auf eine Motivationsspritze und auf meinen ursprünglichen Wunschgedanken vor dem Lokusputz nicht verzichten, deshalb gönne ich mir jetzt ein Eis und erfreue mich des Lebens.

Die Eisschleckmeditation – eine kleine Geschichte von einem Meister der Lebenskunst

Es ist 20 Uhr und es herrscht reges Treiben hier an der Strandpromenade im Süden von Spanien. Die gestressten Urlauber, die Schönen und die Reichen, die Möchtegerns, die Halbstarken, die Skater und die Hundebesitzer. Sie alle ziehen hier vorbei, um zu beeindrucken oder um rechtzeitig zur Buffeteröffnung zu gelangen. Doch einer sitzt auf der Bank völlig unbeeindruckt vom Getöse und Getue der Strandpromenade. Er ist ein wahrer Meister - ein Meister der Lebenskunst. Warum? Lies doch einfach weiter.

Genuss, Gelassenheit und Achtsamkeit

Inmitten des normalen Urlaubstohuwabohu sitzt der kleine Meister des Genusses, der Gelassenheit und Achtsamkeit und lässt mit stoischer Ruhe das Treiben an ihm vorbeiziehen. In der linken Hand hält er sein Eis – ein Cornetto Erdbeere – ein Klassiker. Ganz behutsam schleckt er dieses Eis. Nicht beißen nicht ziehen. Ganz sanft schleckt er mit der Zunge. Nicht gierig, jedes Mal nur eine kleine Portion. Und diese lässt er langsam und genussvoll auf seiner Zunge zergehen.

Die Zeit spielt gegen Ihn

Die Sonne ist noch nicht untergegangen, die Temperaturen sind noch über 30 C. Die Zeit läuft. Das Eis rinnt. Große weiße Eistropfen gleiten über seine Hand auf seine Beine und auf seine Klamotten. Unbeirrt schleckt er weiter. Behutsam in ganz kleinen Schleckeinheiten. Gelassen und doch voll bei der Sache – dem Cornetto Erdbeere. Nichts kann ihn abhalten, nichts kann ihn ablenken. Auch eine Fliege startet einen Versuch. Sie nimmt Platz inmitten der Nase des Meisters. Doch wieder genießt er unbeirrt weiter. Bis zum süßen Ende.

Die Erkenntnis des Genusses

Dieser Meister der Lebenskunst ist mein 2 ½ jähriger Sohn Matteo. Er ist voll bei der Sache. Und zwar nur bei dieser einen Sache. Ich bin beeindruckt von seiner Kunst des Genießens. Ich gebe zu, nicht bei allen Essensangelegenheiten spielt es sich so ab. Aber beim Cornetto Schlecken werde ich mir ein Scheibchen von Ihm abschneiden. Keine Ablenkung, keine schweifenden Gedanken. Ja nicht einmal ein tropfendes Eis bringt ihn aus der Ruhe. Seine volle Konzentration gilt dem Genuss, dem Geschmack und dem Augenblick!

Ein Plädoyer für die Melancholie

Glück ist ein mächtiges Wort. Die Erwartungshaltung, die die Gesellschaft an dieses Wort stellt, ist grenzenlos. Die Werbung gaukelt uns das Glück täglich vor. Wohin man sieht, begegnet man glücklichen Gesichtern. Sie lachen von Plakatwänden, aus dem Fernseher oder aus Zeitschriften. Ja die mediale Beschallung macht es beinahe zur Pflicht, glücklich zu sein. Man könnte schon von einer Glückshysterie sprechen. Deshalb begeben sich immer mehr Menschen wie einst Indianer Jones auf die Suche nach dem heiligen Gral - auf die Suche nach dem Glück. Denn unglücklich sein passt nicht zum perfekten Leben. Und genau daraus entsteht ein gesellschaftlicher Druck, durch den Menschen schon allein deshalb unglücklich werden, weil sie im Moment das Glück nicht erreichen können. Ein Teufelskreis beginnt. Das Problem liegt allerdings nicht im nicht vorhandenen Glück, sondern im Fehlen der Balance zwischen Glück und Unglück. Denn es ist uns von Natur aus nicht möglich, ständig im Glück zu leben. Deshalb ist es entscheidend ein Gleichgewicht zwischen den Polen zu finden. Doch wie können wir dieses Gleichgewicht herstellen?

Melancholie und Traurigkeit sind normale Gefühle

„Hallo, mein Name ist Karl und ich bin Melancholiker." Diesen Satz möchte ich loswerden dürfen und zwar frei von der Leber weg. Auch wenn die Melancholie momentan nicht gerade in ist, so hat sie doch Ihren Nutzen in unserem Dasein, denn es ist nicht möglich, ständig glücklich zu sein. Es verhält sich gleich wie beim Genuss. Denn ohne Verzicht gäbe es keinen Genuss. Oder möchten Sie jeden Tag Wiener Schnitzel zu Mittag essen? Eben - und ständiges positives Denken und die Suche nach dem Glück ist auf Dauer auch zu anstrengend. Der Körper muss sich vom Glück auch mal erholen dürfen. Denn die Traurigkeit und die Melancholie haben einen fixen Platz in unserem Leben. Ohne diese wäre das Glück überhaupt nicht möglich. Denn wie sollten wir wissen, wann wir glücklich sind, wenn wir den Zustand der Traurigkeit nicht kennen würden? Glück und Unglück gehören zum Leben wie Tag und Nacht oder Sonne und Regen. Wir brauchen beide Pole, um ein erfülltes Leben führen zu können. Ständiges Glück ist eine Illusion und die ständige Suche danach deshalb hinfällig.

Wie die kreative Kraft und gesunde Seite der normalen Traurigkeit nützt

Burnout und Depression – diese beiden Begriffe sind momentan in aller Munde. Und ja, wenn die Traurigkeit zu einem chronischen Dauerzustand wird, dann muss man sich professionelle Hilfe suchen. Doch nicht jede Traurigkeit ist gleich eine Depression. Nein, wir sollten der Traurigkeit den Platz geben, den sie verdient. Denn unser Geist muss sich vielleicht erholen von einem Verlust, von einem nicht realisierten Wunsch oder einfach vom schlechten Wetter. Nutze die Zeit und gib Deinem Körper und Geist was er braucht. Denn Melancholie bedeutet nicht nur Schmerz. Nein, es ist auch eine Antriebsfeder für Veränderung. Sie bringt uns zum Nachdenken. Die Traurigkeit ist auch das schürende Feuer der Sensibilität. Wir werden einfühlsamer und können besser auf andere Menschen eingehen. Die Gedanken kommen in Schwung und somit auch unsere Kreativität. Viele große Künstler waren Melancholiker - wie trist wäre doch die Welt ohne diese. Wie viele Gedichte und Bücher wären nicht geschrieben worden, wie viele Gemälde nicht gemalt und wie viele wunderschöne Melodien wären nicht geschrieben worden. Viele neue Ideen entstehen erst durch die Melancholie. Sie kann der Beginn einer positiven Veränderung sein.

Ein Plädoyer für die Traurigkeit

Nimm Dir Raum und Zeit für die Traurigkeit und nützen diese für Reflexion. Vielleicht möchtest Du in Ihrem Leben etwas ändern? Oder handelt es sich um einen unerklärlichen Weltschmerz? Auch diesen kannst Du mit ruhigem Gewissen zulassen, denn die Melancholie ist unser Freund. Nütze die Gelegenheit zum Schreiben oder zum Malen und verleih Deinen Gefühlen Ausdruck. Betrachte die Melancholie als eine wunderbare Eigenschaft voller Tiefe, innerer Kreativität und Stille. Nimm die Traurigkeit, wie sie kommt, lerne daraus und befreie Dich vom sozialen Zwang des Glücks! Denn nach der Traurigkeit kommt die Heiterkeit - ganz bestimmt.

Endlich krank – eine Erkenntnis für mehr Gemütlichkeit

Ein Presslufthammer klopft an die Stirn. Ein dröhnendes Sausen, nein, Pfeifen summt unaufhörlich in den Ohren. Der ganze Körper schmerzt. Der Mageninhalt bahnt sich seinen Weg retour durch die Speiseröhre. Der Körper will uns etwas mitteilen - doch wir haben keine Zeit hinzuhören, wir sind damit beschäftigt, uns mit Medikamenten zuzudröhnen, um so schnell wie möglich wieder gesund zu werden. Doch warum diese Eile? Und wie lässt sich besser damit umgehen? Die Suche nach einem besseren Umgang mit Schmerz und Krankheit kann beginnen.

Schmerz und Krankheit als Botschafter

Jeder Mensch wird krank im Leben. Es ist unausweichlich. Unser Körper ist so programmiert, ab und zu mal krank zu werden. Er braucht das regelrecht, um sich zu erholen oder um sich zur Wehr zu setzen, wenn wir uns wieder mal zu viel zumuten. Ein Zusammenspiel aus physischer und psychischer Überlastung zwingt unseren Körper zur Pause. Eine Pause, die wir natürlich gerade jetzt nicht gebrauchen können. Wir sollten doch funktionieren - wie eine gut geölte Maschine. Funktionieren für den Arbeitgeber und schließlich für das gesamte System. Doch die Krankheit zwingt uns zu einer Pause. Obwohl wir nur einen Wunsch haben: schnell wieder auf die Beine zu kommen. Dafür sind wir auch bereit zu Doping zu greifen. Die Pharmaindustrie stellt uns die benötigten Hilfsmittel mit freundlicher Unterstützung des Staates gerne zur Verfügung. Denn schließlich sollen wir so schnell wie möglich wieder funktionieren. Und genau da liegt das Problem. Durch die Medikamente fehlt uns das erforderliche Quäntchen Erholung, das sich unser Körper so sehnlich wünscht. Auch die gemütliche Phase des Nachdenkens geht verloren. Zu schnell versuchen wir der Natur ein

Schnippchen zu schlagen. Doch eigentlich ist das gar nicht notwendig. Denn gerade wenn wir auf dem Weg der Besserung sind, beginnt doch der gemütliche Teil.

Nutze die Zeit und den Raum

Wenn sich dein Fokus wieder öffnet, weil Du auf dem Weg der Besserung bist, dann mache nicht den Fehler und fange sofort wieder zu arbeiten an. Dies ist, medizinisch bewiesen, mit Risiko verbunden, denn eine einfache Grippe kann sich so zu einem Herzfehler ausweiten. Auch die Gedankenwelt lässt sich neu ordnen. Nütze die Zeit positiv, halte inne und sage laut: „Lieber Schmerz sprich zu mir."
Jetzt heißt es genauer hinhören. Reflektiere Dein Tun, stelle Dir wichtige Fragen zu Deinem Leben.

- Bist Du zufrieden oder überlastet?
- Warum bist Du überlastet?
- Lebst Du gesund oder musst Du was ändern?

Nimm Dir die Zeit für einen persönlichen Rückblick. Denn um eine Veränderung herbeiführen zu wollen, braucht es in erster Linie die Erkenntnis. Krankheit und Schmerzen sind ein guter Hinweis darauf, dass etwas schief läuft. Auch ich hatte meine wichtigste Erkenntnis während der Erholungsphase von einer Krankheit erlangt. Und heute bin ich froh, dass es so kam. Deshalb habe ich mich dazu entschlossen, mit dem Schmerz und der Krankheit Freundschaft zu schließen. Ich kämpfe nicht mehr gegen die Natur. Deshalb ertrage ich Schmerzen so gut es geht und freue mich auf den Weg der Besserung. Denn dieser ist gesät mit Vorfreude, Gemütlichkeit und Müßiggang.

Freundschaft und Urlaub

Wenn Du krank bist, solltest Du auf jeden Fall die Erholungsphase voll auskosten. Denn jetzt ist etwas mehr Zeit für Gemütlichkeit. Du bist krank gemeldet. Niemand stellt an einen Kranken Anforderungen. Nütze die Zeit zur vollen

Rekonvaleszenz, zum Müßiggang und sogar für etwas Genuss - denn Dein Körper hat gerade einen Marathonlauf absolviert, Du hast eine Krankheit überwunden. Deshalb gönne Ihm die gerechte Pause. Das Essen fängt wieder an Dir zu schmecken. Deine Geschmacksnerven erleben gerade eine Wiedergeburt. Und mit gutem Gewissen kannst Du dem Genuss frönen. Schließe Freundschaft mit deinem Körper, mit Dir und der Welt. Lasse gelassen die Welt sich schnell weiterdrehen. Du bist offiziell noch krank und darfst noch etwas im Bett liegen bleiben. Das Telefon bleibt ausgeschaltet. Und an der Tür wird das „Bitte nicht stören"- Schild aufgehängt. Genieße den Weg der Besserung, denn Du hast es Dir verdient!

Mit Achtsamkeit die Vergangenheit genießen

Achtsamkeit und Vergangenheit - ein ungleiches Paar. Gerade das Wort Vergangenheit hat es momentan schwer. Ewig gestrig, verharrend sei sie, sagt man Ihr nach. Ich habe das Gefühl, die ganze Welt möchte heute achtsam sein und den Moment genießen. Auch ich bin ein großer Fan vom Leben im Hier und Jetzt und auch das Nachvorneblicken habe ich ganz gut drauf. Doch auf die Vergangenheit möchte ich nicht verzichten. Und warum will keiner mehr etwas mit der Vergangenheit zu tun haben? Auch wenn die Achtsamkeit ihre positiven Eigenschaften hat, so braucht es trotzdem die Vergangenheit. Die Frage ist nur, wie lassen sich die Achtsamkeit und die Vergangenheit am besten verbinden?

Wo ist die Balance geblieben?

Kennst du die Menschen, die immer von den der guten alten Zeit labern - früher war alles besser, früher hatte man noch Zeit füreinander, früher lachte man mehr, früher hätt's das nicht gegeben, ach was weiß ich noch alles. Darüber vergessen sie, dass sich das Leben in der Gegenwart abspielt. Und auf der andern Seite stehen die Achtsamkeitsanhänger a lá Eckart Tolle, die immer im Hier und Jetzt Leben möchten. Doch auch dies funktioniert nicht. Außer vielleicht man ist ein asketischer Mönch in Tibet. Der Rest der Welt lebt nicht nur im Hier und Jetzt. Es gibt doch genug Positives, das uns die Vergangenheit zu bieten hat. Das Einzige, was es braucht, um das Beste von beiden Seiten herauszuholen, ist die richtige Balance. Denn auch die Vergangenheit hat Ihre guten Seiten.

Die Freundschaft und die Vergangenheit

Was wäre eine Freundschaft ohne Vergangenheit? Richtig, nicht viel wert. Man könnte sich an keine alten Geschichten erinnern, wie man nächtelang um die Häuser zog, eine gemeinsame chaotische Zugreise durch Europa überstand, oder die lustigen Tage, an denen man gemeinsam blau machte. Wie langweilig wären Freundschaften ohne Erinnerungen?

Bewegte Vergangenheit - langes Leben: Jede Erinnerung, egal ob eine gewaltige Reise, eine Bergtour oder ein Skyjump. Was es auch immer war, unsere Erlebnisse in der Vergangenheit, lassen auch die Gegenwart schöner werden. Wenn man viel erlebt hat, kann man viel in Erinnerungen schwelgen. Diese verdichten unser Leben. Schönes kann in der Erinnerung weiterleben und die positiven Momente demnach vielfach wiederholt werden.

Ohne Vergangenheit kein Wachstum: Wie viele Fehler hast Du schon im Leben gemacht? Bei mir waren es tausende und aus jedem Fehler konnte ich lernen und wachsen. Natürlich war auch oft genug Ärger dabei, aber irgendwann, wenn dieser verraucht, dann kommt das Wachstum. Wenn wir niemals zurückblicken würden, wie könnten wir aus unseren Fehlern lernen. Es sind die Fehler und Rückschläge, die Tiefen des Lebens, die unser Leben lebenswerter machen, uns ständig wachsen lassen. Und durch diese Tiefen können wir auch die Höhen besser schätzen.

Die Kehrseite der Vergangenheit: Nur zu oft hängen wir gedanklich in der Vergangenheit fest. Ärgern uns über verpasste Chancen, sind wütend auf längst vergangene Fehler. Oder wir können die Trauer über den Verlust eines geliebten Menschen nicht überwinden. Doch wie lässt sich diese Vergangenheit besser bewältigen? Richtig mit Achtsamkeit.

Achtsam mit der Vergangenheit leben – die Verbindung: Achtsamkeit bedeutet nichts anderes, als sowohl seine Handlungen als auch seine Gedanken und seine Gefühle bewusst wahrzunehmen und das Hier und Jetzt nicht zu vergessen. Doch es gibt durchaus Momente, in denen die Vergangenheit einfach schöner sein kann als das Hier und Jetzt. Eine Fahrt in der überfüllten, stickigen U-Bahn oder ein nicht enden wollender Tag im langweiligen Büro sind nur zwei Beispiele, bei denen man gerne woanders wäre. Warum also nicht die Zeit nutzen und über die positiven Momente des Lebens nachdenken. Warum nicht einfach etwas zurückblicken und die gute alte Zeit Revue passieren lassen? Weil sich nur zu gern die üblen Gedanken, die Fehler und die schlechten Gedanken in unserem Hirn breit machen. Und genau da kommt die Achtsamkeit ins Spiel. Wenn sich Deine Gedanken ungewollt auf Reisen machen, beobachte diese und bewerte sie. **Die guten ins Köpfchen, die schlechten ins Tröpfchen:** Bewerte - ganz gegen die Sitte der Achtsamkeit - Deine Gedanken und Gefühle. Wenn es positive Erinnerungen aus der Vergangenheit sind, dann behalte sie und erfreue Dich an längst vergangenen Tagen. Genieße die positiven Erlebnisse doppelt und verdichte so Dein Leben. Und wenn sich gerade negative Gefühle und Gedanken aus der Vergangenheit breit machen? Dann lass sie ziehen, sag Ahoi und erfreue Dich der Gegenwart.

Zeit sinnvoll gebrauchen

20 % der Lebenszeit bringen 80 % des Glücks – ein Resümee

Kennst du das Pareto Prinzip? Dieses statistische Phänomen hat Vilfredo Pareto erforscht. Es besagt, dass wir mit 20 % des Aufwandes 80 % der Ergebnisse erzielen. Gerade in der Wirtschaft, aber auch im Zeitmanagement, hat diese Formel Einzug gehalten. Wie Du z.B. mit 20 % der Zeit 80 % der Ergebnisse erzielst oder mit 20 % der Kunden als Unternehmer 80 % des Umsatzes erreichst. Die Frage, die ich mir heute stelle: Lässt sich diese Formel auch auf das Leben und das Glück anwenden?
Die Theorie, dass wir unsere meisten Glücksmomente in nur 20 % unserer Zeit erleben, diese These stammt von Richard Koch aus dem Buch Das 80/20-Prinzip: Mehr Erfolg mit weniger Aufwand* Ich habe mich einmal in aller Ruhe hingesetzt, etwas reflektiert und bin der Sache auf den Grund gegangen.

Lebensrückblick

Keine Sorge, es folgt jetzt kein detaillierter und langatmiger Lebensbericht meinerseits. Vielmehr habe ich in meinen Erinnerungen gegraben, habe meine Lebensphasen sowie meine Tage überprüft und muss sagen, es stimmt, aber nur zum Teil.Puh, was ist das jetzt wieder für eine wischi-waschi Aussage, höre ich Dich schon schreien. Doch lasse sie mich kurz erläutern. In meinem Leben hat die 20 % Leben bringt 80 % Glück Rechnung auf bestimmte Lebensphasen zugetroffen. In dieser Zeit, als ich als Projektmanager Karriere gemacht hatte, war das Verhältnis vielleicht noch größer, ich erlebte in nur 10 % meiner Zeit, das meiste Glück. Denn ich habe sehr viel Zeit mit Arbeiten und Aufgaben, die mir überhaupt oder nur wenig Spaß gemacht haben, verbracht. Hinzu kommt noch der ganz normale Alltag, der auch seine Pflichten abverlangt hat. Kaum umgedreht, schon wieder war Wochenende. Und der Glücksparameter noch bei mehr oder weniger null. Dies wollte ich, so wie viele, am Wochenende ändern. Doch auch die Wochenenden hatten so ihre Verpflichtungen, sodass an manchen Wochen die Glücksmomente es nicht mal auf 10 % der Lebenszeit schafften. Und in einer anderen Phase des Lebens, dem Heute, da verhält es sich fast in die andere Richtung. Ich habe überhaupt kein Wochenende mehr und ich teile mir die Zeit frei ein. Auch wenn mir heute noch manche Arbeiten wie Buchhaltung, statistische Auswertungen oder Monatspläne zu schreiben, weniger Spaß machen, so halten sich diese Aufgaben in Grenzen. Und ich kann mit Stolz behaupten, dass sich das Verhältnis auf 60 zu 40 gedreht hat.

Resümee des Glücks

Auf viele Menschen trifft die prozentuelle Aufteilung, dass man den Hauptteil des Glücks in nur 20 % seiner Lebenszeit erlebt, wahrscheinlich zu. Genauso wie es bei mir war. Aber - und das ist ein riesenfettes ABER - man hat es selbst in der Hand, dieses Verhältnis zu drehen. Es steht jedem frei, seine Glücksmomente zu mehren, die positiven Augenblicke auszukosten und öfter zu erleben. Dafür braucht es nur ein wenig Zeit für Reflexion und die Bereitschaft, in seinem Leben etwas zu verändern. Siehe Dir dazu in aller Ruhe Deine Tage, Wochen und Monate im Rückblick an. Stell Dir folgende Fragen:

- Wieviel Zeit verwendest Du wofür?
- Wieviel Vergnügen und Glücksmomente erlebst Du jeden Tag?
- Worauf hast Du vergessen, was hat Dir immer Spaß gemacht und was hast Du Dir schon lange nicht mehr gegönnt?

Nimm Dir etwas Zeit und etwas Papier und schreib nieder, welchem Bereich Du wieder mehr Zeit widmen möchtest. Ist es ein Hobby, sind es Deine Kinder oder möchtest Du einfach etwas mehr Genussmomente in den Alltag holen. Und dann musst Du dafür nur noch etwas „Negatives" streichen. Vielleicht möchtest Du weniger Zeit in der Arbeit oder einfach weniger Zeit vor dem Fernseher verbringen. Jedes Prozent in die richtige Richtung, bringt Dich zu mehr Lebensglück.

Mehr Leben - weniger Hausarbeit! 5 Möglichkeiten um Zeit zu gewinnen

„Wir haben nicht zu wenig Zeit, sondern vergeuden zu viel.", das wusste schon Seneca. Und die kleinen Gemeinheiten des Alltags fressen uns die ganze schöne Lebenszeit. Als Vollzeithausmann und Familienvater bin ich ständig damit beschäftigt aufzuräumen. Aber nicht nur ich, auch meine Frau hilft ganz emanzipiert im Haushalt mit. Dennoch schaffen wir es nicht, auf einen grünen Zweig zu kommen. Jedes Mal, wenn wir denken wir sind fertig, ist spätestens nach einer Stunde dasselbe Chaos. Hurrikan Matteo hat wieder gewütet. Deshalb haben wir ein paar Methoden aus dem Zeitmanagement für Manager für die Hausarbeit übernommen, um mehr Zeit für Gemütlichkeit zu gewinnen.

Sofort erledigen: Alles was innerhalb einer Minute gemacht werden kann, wird sofort erledigt. Dieses Agreement haben ich und meine Frau getroffen. Eine Hose kommt sofort wieder auf den Kleiderbügel, Socken in den Wäschekorb und Geschirr wird sofort eingeräumt. Nun gut, das eine ist das Agreement, das andere die Umsetzung. Um die Motivation etwas zu steigern, gibt es Strafpunkte. Je mehr Punkte, desto mehr Aufgaben werden einem zugeteilt. Bis jetzt liege ich weit vorne. Deshalb bin ich auch Vollzeithausmann.

Aufgaben sammeln: Viele kleine Aufgaben sind im Haushalt zu erledigen und das täglich. Oder muss wirklich alles täglich gemacht werden? Nein. So wie wir den Müll sammeln und dann bei Notwendigkeit ausleeren, so lassen sich auch andere Aufgaben sammeln. Der Vorteil dabei ist der Zeitgewinn: erstens durch die seltenere Durchführung und zweitens durch die schnellere Abwicklung. Hat man mit einer Aufgabe einmal begonnen, geht es schneller von der Hand. Denn die Vorbereitung braucht auch seine Zeit. Bei uns wird Wäsche nur mehr einmal wöchentlich gewaschen, der klassische Waschtag wurde eingeführt. Egal ob Staubsaugen, Fenster putzen oder

Müllentsorgen, gesammelt lassen sich Aktivitäten schneller erledigen.

Delegieren - Teamarbeit heißt: Toll, ein anderer macht's. Genauso funktioniert das auch bei der Hausarbeit. Das Einkaufen z.B. ist uns ein besonderes Gräuel. Dennoch brauchen wir etwas zu futtern. Deshalb haben wir dafür einen eigenen Fahrer engagiert. Ok, das war jetzt etwas geflunkert. Er ist nicht unser persönlicher Fahrer. Wir bestellen unseren Einkauf einmal wöchentlich online nach Hause. Das kostet zwar ein bisschen mehr, spart aber Zeit und Nerven.

Eliminieren: Bügeln wird gestrichen – glatt gepresste Kleidung ist überbewertet, Geschirrspüler ausräumen teilweise gestrichen – Geschirr wird direkt wieder aus dem Geschirrspüler entnommen usw. Auf manches lässt sich ganz gut verzichten, vor allem beim Putzen.

Locker bleiben: Das ist der unverheiratete Halbbruder des Eliminierens. Müssen wir wirklich alles machen und das auch regelmäßig? Gibt es so viele Bakterien die wir töten müssen? Oder will uns das die Werbung nur weiß machen, damit wir auch alle schön Produkte kaufen. Mmh. Nach kurzer Überlegung sind wir zu dem Schluss gekommen, dass weniger mehr ist. Nicht alles muss perfekt, sauber und steril sein. In unserem Fall heißt es jetzt weniger Putzen - mehr Leben.

Weniger Smartphone – mehr Langeweile

Das Smartphone - Wundertüte und Teufelsinstrument zugleich. Auf der einen Seite versorgt es uns mit Informationen und belustigt uns mit leichter Unterhaltung. Doch natürlich hat es auch seine Kehrseite, da reicht ein vorsichtiger Rundum-Blick. Ich sehe Gesichter, die übermüdet sind, angestrengt, ein Lachen kommt vielen nur mehr selten über die Lippen. Genauso ging es mir als Smartphonebesitzer. Ich war nicht mehr Herr meines Selbst!

Am Anfang stand das Vergnügen, dann kam die Sucht

Ich war ein Spätzünder. Erst 2010 bin ich auf den Zug des Telefon-Internet-Alles-in-Einem-Super-Ding aufgesprungen. Dafür dann umso heftiger. Das Smartphone begleitete mich überall hin. Eine neue Dimension hatte sich geöffnet. Und das auch noch kostenlos, da mein Arbeitgeber die Kosten übernahm. Ein herrliches Gefühl der Wichtigkeit hat sich eingestellt. Auf einen Schlag war ich allwissend und wurde immer gebraucht. Denn wenn der Arbeitgeber schon zahlt, dann ist es wohl nicht zu viel verlangt um 22:00 Uhr noch eine schnelle Mail zu beantworten. Ja ich gebe zu: Mir und meinem Ego hat das gefallen. Meiner Frau und meinem Sohn eher nicht. Das ist mir nur nicht so aufgefallen - denn ich war süchtig. Das 24-Stunden-rund-um-die-Uhr Smartphonieren hatte seinen Preis. Mein Körper sagte Stopp. Ich bekam furchtbare Kopfschmerzen. Und das war das Beste, was mir passieren konnte. Im Krankenhaus, als die Schmerzen - dank hervorragenden Drogen aus der Flasche - nachgelassen haben, fand ich die richtigen Ingredienzien, um mein Leben und mein Tun zu überdenken - Raum und Zeit.

Ein Blick und Schritt zurück

Ich habe meine Gesundheit vernachlässigt, ich habe meine Freunde vernachlässigt und was am allerschlimmsten war, ich habe meine Familie vernachlässigt. Deshalb war ein drastischer Schritt notwendig. Ich habe gekündigt. Und mit der Kündigung hat sich auch mein Smartphone und mein Auto verabschiedet. Und da sich auch mein sicheres Einkommen verabschiedet hat, war Downshifting angesagt. Seither lebe ich ohne Smartphone. Und wie fühlt es sich an? Der Anfang war hart. Aber so ist das eben bei einer Sucht. Ich greife in meine Tasche und finde nichts. Ich stehe in der Früh auf und ich habe keine E-Mails zu checken. Ich sitze im Kaffeehaus und habe kein Smartphone, das ich stolz präsentieren kann. Kurz: Ich war nicht mehr wichtig. Das war ein Schlag in mein Egogesicht. Auch ein Gefühl, das ich schon lange nicht mehr kannte, hat sich in mein Leben geschlichen – Langeweile. Denn ich habe nicht nur dem technischen Wunderwerk ade gesagt, ich gehe seither sehr bewusster mit meiner Zeit um. Auf Zeitungen und Radio verzichte ich ganz. Der Fernseher wird bewusst nur für meine Lieblingssendung angemacht. Und im Internet begrenze ich mich auch zeitlich.

Mit Verzicht zum Gewinner

Mittlerweile bin ich schon ein alter Hase im Verzichten. Und was soll ich sagen, ich habe gewonnen. Denn in einer Zeit, in der sich alles immer schneller bewegt - zumindest fühlt es sich so an - ist die Langeweile ein gutes Gefühl. Ich sitze am Küchentisch und plaudere mit meiner Familie, treffe mich öfters mit Freunden und finde Zeit, ein gutes Buch zu lesen. Kurz - das Leben ist leichter geworden, persönlicher und pünktlicher. Zum Telefonieren borge ich mir das Telefon meiner Frau – ein Gemeinschaftstelefon wie früher. Und wenn ich mit ihr einen Treffpunkt ausmache, dann macht es dem Familienfrieden wegen Sinn, pünktlich zu sein. Man glaubt es kaum, man macht sich gemeinsam einen Treffpunkt aus und beide erscheinen pünktlich, ohne vorher fünfmal hin und her zu telefonieren – welch ein Wunder (gut, abgesehen von einer Ausnahme, aber die Geschichte würde jetzt zu lang werden...)

Smartphone-freie Zeit

Jetzt wirst Du Dir natürlich sagen, es kann aber nicht jeder kündigen oder das Firmentelefon in die Ecke schmeißen – wegen Verpflichtungen und so. Richtig! Aber man kann sich Zeit nehmen und sich selbst Fragen stellen:

- Wann, wo und wie muss das Smartphone dabei sein?
- Wann kann ich es still in die Ecke legen?
- Wie könnte ich es effizienter nutzen?
- Auf welche Funktionen / Apps kann ich verzichten?

Es gibt viele Möglichkeiten seine Smartphone Nutzungsgewohnheiten zu ändern. Ein paar Möglichkeiten, um das Smartphone in seine Schranken zu weisen, möchte ich hier aufzeigen.
Schaffe Dir bewusst telefon-freien Raum:

- U-Bahn / Straßenbahnfahrt ohne Telefon – mal wieder bewusst Umgebung und Mitmenschen wahrnehmen
- Spielplatzzeit - strengstes Smartphone-Verbot
- Schlafzimmer zur NO-NO-NO-GO Area erheben - der Lieben wegen.
- Tagesplan mit telefon-freien Stunden - die ersten zwei Morgenstunden oder die letzten zwei Abendstunden machen durchaus Sinn.
- Schalte die automatische Synchronisierung Deiner Apps und E-Mails ab. Dies verhindert die ständige Störung durch Benachrichtigungen.
- Lösche unnötige Apps und schaffe Klarheit auf Deinem Smartphone.

Bündle und beschränke Deine Smartphone-Zeit bewusst auf zwei oder dreimal pro Tag. Nur zu dieser Zeit wird telefoniert, werden E-Mails oder Facebook Updates gecheckt. Während der restlichen Zeit kannst Du das Smartphone ruhig auf stumm schalten. Keine Sorge, die Welt wird sich weiter drehen.

Nimm Dir mehr Zeit für Dich und Deine Mitmenschen und Du gewinnst auf jeden Fall!

Du hast einen Vogel und das ist gut so

Du hast einen Vogel - diese Redensart verwenden Menschen, wenn sie jemandem zu verstehen geben möchten, dass er oder sie nicht ganz bei Verstand ist. Doch was bedeutet es, bei Verstand zu sein? Dass ich immer vernünftig bleibe? Dass ich nichts mache, was außerhalb der Norm ist - gemessen an der Nützlichkeit? Dass ich nur den Hobbies nachgehe, die alle machen? Muss jeder immer und überall bei Verstand sein oder braucht unsere Gesellschaft eine Portion mehr Verrücktheit, Individualität und Leidenschaft? In der Schule werden wir getrimmt und gleich gemacht. Individualität und Kreativität bleiben auf der Strecke. Wir werden darauf vorbereitet, in der Arbeitsmaschinerie zu funktionieren. Mittlerweile hat die Wirtschaft unsere Gesellschaft so fest in den Krallen, dass nicht mal mehr für ein einfaches Hobby Zeit ist - von sonderbaren oder außergewöhnlichen Hobbies ganz zu schweigen. Muss ich mich dafür entschuldigen, wenn ich einem Hobby nachgehe, das keinen sichtbaren Nutzen hat - weder für meine Karriere noch für die Gesellschaft?

Jeder füttert seinen Vogel anders

In jedem von uns lebt eine Leidenschaft, man könnte auch sagen, jeder von uns füttert seinen Vogel anders. Und auch jeder von uns hat das Recht - nein die Pflicht - sich Zeit zu nehmen für seine Leidenschaft. Denn eine Gesellschaft, die keine Leidenschat zulässt, ist dem Untergang geweiht. Wir brauchen außergewöhnliche Spinnereien – welcher Art sie auch immer sein mögen. Unsere Gesellschaft braucht mehr Persönlichkeit und weniger Wirtschaft.

Zeit nehmen für die Sinnlosigkeit

Als ich vor fünf Jahren zu studieren begann, haben mir viele zu der Entscheidung gratuliert. Als ich sagte, dass ich Philosophie studiere, hat die Begeisterung schlagartig abgenommen. Es sind viele Fragen auf mich zugekommen. Wozu soll das gut sein? Kannst du das für deine Karriere brauchen? Was kannst du mit diesem Abschluss anfangen? Ganz ehrlich, ich habe bis heute keinen Abschluss in Philosophie und werde diesen in näherer Zukunft auch nicht absolvieren. Dies war auch nicht das vorrangige Ziel für mich. Die Philosophie interessiert mich schon seit Jahren. Ich liebe es, den großen Fragen des Lebens auf den Grund zu gehen. Einzutauchen in eine andere Epoche und in eine andere Welt. Doch als Laie konnte ich kaum den Überblick behalten. Viele Texte waren schwer zu verstehen und manches Werk - wie z.B. Kritik der reinen Vernunft von Emanuel Kant - habe ich nur verständnislos beiseitegelegt. Ich wollte mir einen besseren Überblick verschaffen und habe ein Studium begonnen - ganz ohne Ziel, einfach nur aus Liebe zur Philosophie. Ich gönne mir die Zeit für eine Portion wirtschaftlicher Sinnlosigkeit. Und das tut mir richtig gut.

Zeit finden für die Sinnlosigkeit

Letztens bin ich mit einem Bekannten von einer Freundin ganz nett ins Plaudern gekommen. Irgendwann sind wir auch beim Thema Hobbies angelangt. Ich hatte das Vergnügen, mich mit einem passionierten Angler über Lebend-Köder zu unterhalten. Mir haben sich dabei die Nackenhaare aufgestellt, doch die Augen meines Gesprächspartners haben zu Leuchten begonnen. In seiner Ausstrahlung und seiner Körpersprache erkannte man; dass er sein Hobby liebt. Man kann jetzt zum Angeln stehen wie man will, in seinen Augen war die pure Lebensfreude zu erkennen. Als ich ihn fragte, wann und wie oft er denn angeln geht, hörte ich denselben Satz, den ich leider viel zu oft zu hören bekomme: „Momentan habe ich dafür leider keine Zeit." Wo ist sie denn hin, die Zeit?

Funktionierst Du noch oder lebst Du schon?

Hast Du auch manchmal das Gefühl, Dir geht es gleich wie meinem Anglerfreund? Hast du ein schönes Hobby oder eine kleine Spinnerei aus den Augen verloren?Dann ist es Zeit, Dich zu besinnen. Gönne Dir eine Pause und lehne Dich zurück. Hole Dir die Erinnerung zurück und nimm Dir Zeit für eine Portion Rebellion. Denn jeder hat das Recht auf seinen persönlichen Vogel. Nimm Dir die Zeit und füttere auch Du Deinen Vogel. Wir sind hier nicht auf der Welt, um wie Arbeitsmaschinen zu funktionieren. Denn schon Aristoteles sagte:

„ Der Sinn des menschlichen Daseins ist das Glück"

Und genau dieses Glück bringen uns Hobbies, Leidenschaften und Spinnereien. Die Zeit dafür musst du Dir allerdings nehmen, sonst wird das nichts mit der kleinen Rebellion der Lebenskunst. Vielleicht musst Du dafür andere Aktivitäten kürzen, wie z.B. Fernsehen. Doch streiche nicht die Leidenschaft aus Deinem Leben. Lasse Deinen Gedanken, Deinen Hobbies und Deinen persönlichen Spinnereien freien Lauf - unabhängig von deren Nützlichkeit.

Nach der Sanduhr des Lebens leben

Hast Du schon einmal einer Sanduhr beim Rieseln zugesehen? Wie einfach funktioniert doch eine Sanduhr. Korn um Korn rieselt es ganz langsam dahin. Von oben nach unten. Die Schwerkraft drückt den Sand durch die schmale Öffnung. Bis oben der ganze Sand durch ist und nichts mehr übrig ist Die Zeit ist abgelaufen. Sie hat sich verflüchtigt. So einfach ist das Leben, oder?

Warum so viele Möglichkeiten

Alles ist möglich – dies suggerieren uns die Werbung, die Karrierefuzzis und die Erfolgsgurus. Wir müssen nur an uns selbst glauben, dann können wir alles schaffen und zwar jetzt. Karriere, Kind, Haus, Familie, Freunde, Sport, Auto, Kultur, Urlaub sonstige Hobbies und zum Drüberstreuen darf es auch noch etwas Alltag sein. Dies alles soll möglich sein in einem erfüllten Leben. Und wenn eine Säule fehlt, fehlt etwas Essentielles in unserem perfekten Leben – so möchten es uns zumindest die Medien glaubhaft machen. Doch kann sich wirklich alles ausgehen? Ja, es kann sich ausgehen, wenn dein Name Superman oder Superwoman ist. Ansonsten wird dich mit hoher Wahrscheinlichkeit die Last der ganzen Aufgaben erdrücken. Denn der Tag hat nur 24 Stunden, die Woche 7 Tage und so weiter. Alleine schon um dem Wort Karriere Genüge zu tun, musst Du eine 60 Stunden Woche einplanen. Für den Rest kann da nicht mehr viel übrig bleiben.

Pfeif auf die Möglichkeiten

Doch wer sagt uns eigentlich, dass wir alles erreichen müssen? Die Medien oder doch die Gesellschaft? Die Medien können uns egal sein und es ist auch nicht die Erwartungshaltung der Gesellschafft, die uns diese Aufgaben aufs Auge drückt. Denn die Gesellschafft sind wir alle - ich, Du, sie und er. Somit ist doch jeder für sich selbst verantwortlich. Jeder einzelne ist Teil der Gesellschafft und es ist für jeden Einzelnen auch möglich, seine Meinung zu vertreten und sein Leben zu leben. Wenn Du Dich im Moment überfordert fühlst, dann deshalb, weil Deine Erwartungshaltung an Dein Leben den Stress verursacht. Du erwartest zu viel von Dir und von Deinem Leben.

Leben nach der Sanduhr

Die einzelnen Aufgaben des Lebens bereiten uns keine Schwierigkeiten. Das Problem liegt in der Fülle der Aufgaben. Sieh Dein Leben einmal wie eine Sanduhr. Gib jeder Lebensphase einen Schwerpunkt. Auch ich habe begonnen, in meinem Leben bzw. in jeder Lebensphase einen Fokus zu setzen. Du kannst immer nur einer Sache die volle Aufmerksamkeit widmen. Jedes Korn geht nur einzeln durch die Öffnung. Ähnlich verhält es sich auch mit der Zeit und den Lebensbereichen. Jede Lebensphase braucht ihren Fokus. Denn es ist nicht möglich, alle Bereiche zur gleichen Zeit voll zu bedienen. Konzentriere Dich in Deiner jeweiligen Lebensphase auf die Dir wichtigen Lebensbereiche. Als ich 20 war, waren dies bei mir Freunde und soziale Kontakte, mit 25 war es die Fortbildung und mit 29 war es die Weltreise. Jetzt ist es die Familie. Jede Lebensphase hat ihren Schwerpunkt. Setze auch Du Schwerpunkte in Deinem Leben uns lass jede Aufgabe einzeln durch die Öffnung rinnen. So verhinderst Du Überforderung in einer Lebensphase und kannst somit mehr Klarheit in Dein Leben bringen - um entspannter durch Dein Leben zu flanieren.

Liebe Langeweile! – Ein Liebesbrief

Ach du liebe Langeweile, warum haben wir uns schon so lange nicht mehr getroffen? Wo bist du nur hin? Du fehlst mir so sehr, dein zarter Hauch von nichts. Ich weiß ich habe in letzter Zeit viel falsch gemacht. Aber du weißt doch, wie es ist. Zuerst Weihnachten, die am wenigsten besinnliche Zeit des Jahres, und dann Neujahr. Und im neuen Jahr wurde es auch nicht besser, denn das fing gleich an, wie das alte aufgehört hat. Für dich blieb leider keine Zeit mehr. Oh du meine Langeweile, es tut mir leid, wo bist du nur hin? Mit Wehmut blicke ich zurück auf unsere gemeinsame Zeit. Auf längst vergangene Tage, als der Sommer noch unendlich schien. Als wir gemeinsam durch die Wiesen streiften. Und die Zeit, diese kostbare Knospe, still zu stehen schien. Oder unsere gemeinsamen Winterabende, wo wir nur darauf warteten, bis das Christkind endlich kommt. Wo ist sie nur hin, diese schöne Zeit? Fremdgegangen bin ich. Ich konnte den Verführungen der modernen Technik nicht wiederstehen. Der Fernseher, Computer und zu guter letzt auch noch das Handy. Für dich war leider nicht mehr viel Platz. Mein Alltag wurde gefüllt mit Terminen, Aktionismus und Bewegung. Und schien sich doch mal eine ruhige Minute aufzutun, so griff ich sofort wieder zum neuen Wunder der Technik – dem Smartphone. E-Mails, Facebook Updates oder Whats App Messages wollten gecheckt werden. Du wurdest wie ein nasser Sack links liegen gelassen. Zu dir war ich ein richtiger Arsch.
Doch verzeih mir bitte, oh du liebe Langeweile, und komm zu mir zurück. Schenke mir ein paar Minuten Muße, ein paar Minuten Erholung für mein Hirn. Meine innere Stimme, die ständig vom äußeren Lärm übertönt wird, sehnt sich so nach dir. Sie braucht Ruhe, sie braucht dich. Komm zu mir zurück, auch meine Kreativität erwartet dich sehnsüchtig. Denn schon ein paar Minuten nur mit dir und schon wird mir vieles klarer.
Ich werde mich bessern, ich verspreche es. Von nun an werde ich handy-freie Zeiten einführen. Ich werde auf den Bus

warten, so wie ich auf alles warten werde, ohne dabei der Verführung der Technik zu folgen.

Ich werde warten, bis du wieder zurück kommst zu mir und dann werde ich dich halten. Auch wenn die unendlich langen Sommertage der Vergangenheit angehören, so werde ich dich, meine liebe Langeweile, zumindest ein Stückchen in meine Tage aufnehmen.

Ich hoffe du kannst mir verzeihen und du besuchst mich bald.

Alles Liebe.

Ich freue mich auf ein Wiedersehen.

Die Zeit drängt – eine Lehrstunde von einem Meister der Lebenskunst

Es ist kurz vor Ladenschluss. Ich möchte mit meinem 2-jährigen Sohn Matteo noch schnell Lebensmittel einkaufen. In Windeseile treffe ich alle Vorbereitungen für unseren kleinen Ausflug. Doch mein Sohn hat andere Pläne. Und jeder der Kinder hat weiß, wenn Kinder andere Pläne haben, dann heißt es Ruhe bewahren.

Ich gehe aus Protest

„Wenn Du es eilig hast, dann mache einen Umweg.", sagt ein altes japanisches Sprichwort. Und genau das hat sich mein Sohnemann zu Herzen genommen. Der Start war alles andere als gelungen. Die Schuhe wollte er nicht anziehen - wozu auch, es ist immerhin April. Und eine Jacke ist sowieso überflüssig bei Wind und 7C Grad. Nach einer kleinen Raufhandlung (unter Einhaltung der Genfer Konvention) und einer kleinen Bestechung mittels Milchschnitte waren wir dann soweit - Schuhe an, Jacke an und den kleinen Mann in den Kinderwagen gehievt. Die Zeit drängte, wir hatten noch 13 Minuten bis Ladenschluss. „Das geht sich aus", dachte ich mir, „ wir brauchen 5 Minuten für den Fußweg, dann bleiben noch satte acht Minuten für den Einkauf." Alles paletti sozusagen. Allerdings durfte ich den Kinderwagen nach lautstarkem Protest und relativ kurzer Distanz leer durch die Gegend schieben, während mein Sohn in aller Ruhe begann, die Welt zu erkunden - eine Blume dort, ein Kieselstein da und hui schau ein Rasenmäher. Alles zu seiner Zeit. Ich blickte auf die Uhr - uns blieben noch 8 Minuten bis Geschäftsschluss. Schön langsam wurde ich unruhig. Ich atmete kurz durch - der Junge musste zurück in den Kinderwagen, sonst würde es sich nie ausgehen. Doch wie gesagt, der kleine Prinz hatte andere Pläne.

Einatmen, ausatmen und weitergehen

Da ich pro Tag nur ein gewisses Kontingent an Milchschnitten vergeben darf und diese schon aufgebraucht waren, fehlte es mir an Überzeugungskraft. Denn wie gesagt, ich bin ein überzeugter Verfechter der Genfer Konvention. So blieb mir nichts anderes übrig, als gemächlich neben meinem Sohn herzutraben - denn nach Einkaufen war ihm nicht zumute. Ganz ehrlich gesagt, gehört das Einkaufen auch bei mir nicht zu den Lieblingsaktivitäten. So nehme ich diese Niederlage zur Kenntnis und denke kurz darüber nach, was wir sonst zu Abendessen werden. Währenddessen geht Matteo ziel- und zeitlos durch die Gegend und erfreut sich der Welt.

Hallo Ameise und tschüss Zeit

„Hallo Ameise!", begrüßt Matteo voll erfreut die kleine Entdeckung, die er gerade gemacht hat. Mit faszinierten Kinderaugen beugt er sich hinunter und beobachtet einfach nur. Und er beobachtet einfach weiter, wie sich die Ameise ihren Weg zwischen Gehsteig und Wiese entlangschlängelt. Alles andere ist in diesem Moment für ihn völlig unbedeutend und nichtig. Im Hier und Jetzt erfreut er sich nur an der Ameise und dem Wunder der Natur. Und ich stehe daneben und erfreue mich über die kleine Entdeckung des Tages. Genauso sollte es sein - unabhängig von Raum und Zeit durch den Tag schlendern und sich an den Kleinigkeiten der Natur erfreuen. Mein Sohn war an diesem Tag ein Lehrmeister der Lebenskunst. Dies wusste auch schon Epikur, der meinte: „Tiere und kleine Kinder sind der Spiegel der Natur."
Und zum Abendessen gab es dann einfach ein Butterbrot – denn nicht umsonst heißt es Abendbrot.

Nimm Dir Zeit wofür Du willst – Du darfst

Unsere Tage sind gefüllt mit aufräumen, Müll entsorgen, die Kinder zur Schule zu bringen, zur Bank zu latschen, die Kinder abzuholen, kochen, essen, waschen, die Kinder zum Fußball zu bringen oder ins Ballett, einkaufen, die Kinder wieder abzuholen, und dann alles wieder von vorne. Und irgendwie muss auch noch die Butter aufs Brot kommen, also darf es dazwischen auch noch etwas Arbeit sein. Qualitätszeit für einen selbst bleibt bei so vielen Aufgaben leider keine. Außer man nimmt sie sich.

Warum haben wir keine Zeit mehr?

Der Druck steigt. Nicht nur in der Arbeit sind wir gefordert, nein auch in der Freizeit und zu Hause sind wir im Familienalltag angesichts der Fülle der Aufgaben teils überfordert. Doch wie konnte es soweit kommen? Bei mir hat sich nach der Geburt meines Sohnes einiges verändert. Die Aufgaben haben sich mit einem Schlag verzehnfacht und die verfügbare Zeit halbiert. Genusszeit, Ich-Zeit oder Zeit für Hobbies blieb fortan keine mehr. Warum? Weil ich sie mir nicht genommen habe. Es waren nicht nur die Aufgaben, die sich vervielfacht haben, auch die eigenen Ansprüche und das Verantwortungsgefühl, jetzt auch für andere Menschen verantwortlich zu sein, ließen meine eigenen Bedürfnisse weit nach hinten rücken. Doch ich bin kein Einzelfall. Gerade bei Müttern lässt sich dieses Aufopferungsphänomen beobachten. Alles hat Priorität. Die Kinder, die Aufgaben im Elternverein und auch in der Arbeit soll alles perfekt laufen. Eigene Bedürfnisse werden ganz hinten angestellt. Dies führt früher oder später zu Unzufriedenheit und im schlimmsten Fall auch zu Krankheit. Denn niemand kann seine eigenen Bedürfnisse immer hinten anstellen ohne sich dabei selbst zu schaden. Zurück zu unserem Alltag. Jetzt stellt sich die Frage, wie man Zeit für sich gewinnen kann.

Was mache ich so den ganzen Tag – die Bestandsaufnahme

Bevor man jetzt alles über den Haufen schmeißt und sofort eine Ich-lass-es-mir-gutgehen-Sause schmeißt, heißt es abwarten und Bestandsaufnahme machen. Ganz nach dem Motto weniger tun – mehr denken! Wohin geht die ganze schöne Lebenszeit? Das ist die Hauptfrage die Du Dir am Anfang stellen solltest. Führe dafür ein kleines Tagebuch und notiere Dir so den ganzen Tag im Halbstundentakt. Mache das eine Woche und blicke zurück wofür Du die meiste Zeit benötigst. Danach geht es in die Kategorisierung. Teile die Aufgaben ein und suche nach etwaigen Lücken im Alltag und in der Hausarbeit.

- Gibt es etwas für Dich Unwichtiges oder Uninspirierendes, das Dich schon länger stört und Du eventuell eliminieren kannst, wie z.B. der Elternverein?
- Gibt es etwas Störendes, das Du blocken kannst, wie z.B. staubsaugen nur mehr alle 2 Wochen statt wöchentlich.
- Gibt es Dinge, die Du delegieren kannst, z.B.an die Oma?

Mach Dich wie ein Zeit-Detektiv auf die Suche, und suche nach der Lücke in Deinem Zeitsystem.

Ich nehme mir Zeit wofür ich will – der Schlachtplan

Wenn Du Deine Lücken oder Möglichkeiten gefunden hast, geht es in die Planung. Denn wenn man seine Ich-Zeit nicht bewusst plant, kommt sehr leicht der Schlendrian rein. Und anstatt genüsslich einen Spaziergang zu machen, wird eine Pflichtaufgabe für eine andere ersetzt. Und das wäre nicht Sinn der Sache. Überlege Dir deshalb schon am Ende der ablaufenden Woche, was Du Dir wie oft gönnen möchtest. Sei hier präzise. Sag nicht nur, dass Du spazieren gehen möchtest, gib Dir einen bewusst abgesteckten Freiraum vor, etwa zweimal pro Woche 2 Stunden.

Was tun, wenn sich keine Lücke auftut?

Sehr viele Menschen haben Ihren Alltag perfekt durch-getimed. Man kann noch so genau hinsehen, eine entscheidende Genusslücke will sich einfach nicht finden. Dann heißt es zu härteren Methoden zu greifen. Die meiste Zeit verbringen wir in der Arbeit, doch über 30 % davon verbringen wir statistisch gesehen völlig unproduktiv. So könnte man diese unproduktive Zeit durchaus sinnvoll für mehr Genuss nützen. Doch der Arbeitgeber wird dabei nicht immer mitspielen. Dann ist eher die Tarnen-und-Täuschen-Methode angesagt. Vielleicht ein wichtiger Auswärtstermin , mit etwas unverständlichen Kürzeln, wie z.B. 12:00 bis 15:00 TWW AG, 1020 Wien. Ein vorgegebener Arzttermin, eine vorgetäuschte Migräne oder Übelkeit, ein wichtiger Termin in der Schule, ein Begräbnis – ok das geht vielleicht etwas zu weit. Doch es gibt viele Erledigungen, wofür man auch am Arbeitsplatz entschuldigt wird. Und diese Zeit kann man dann ruhig für sich nutzen. Lege Dir Deinen wöchentlichen Genuss-Schlachtplan zurecht und die Wahrscheinlichkeit, dass du Dir etwas Gutes tust, steigt um ein vielfaches.

Ich lass es mir gut gehen - die Umsetzung

Wenn Du Dir genügend Zeit für Deine persönlichen Genussmomente freigeschaufelt hast, geht es an die Umsetzung. Wichtig dabei ist, es mit gutem Gewissen umzusetzen. Frei nach dem Motto: Nimm Dir Zeit wofür Du willst – Du darfst! Ich nenne diese Miniauszeiten Lebenskünstler-Treff. Und was soll ich sagen- es tut gut, ich kann es Dir wärmstens empfehlen.

Mehr Glück und mehr Zufriedenheit - warum, weshalb und wie?

13 Fähigkeiten zum Glück eines Lebenskünstlers

Das Glück ist ein Vogerl", sagt ein altes Sprichwort. Damit es einem zufliegt, müssen die Umstände schon passen. Welche Gegebenheiten für ein glückliches Lebenskünstler-Leben notwendig sind, möchte ich im Folgenden, frei nach der sogenannten „Fähigkeiten-Liste" von Martha Nussbaum, kurz zusammenfassen. Es benötigt zum Glück ausgerechnet 13;) **Die Fähigkeit, ein lebenswertes Leben zu leben und nicht vorzeitig zu sterben.** Tja, um sein Kunstwerk vollenden zu können, darum, und um nichts anderes, geht es bei der Lebenskunst. Um sein Leben wie ein Kunstwerk gestalten zu können, braucht es eine Umgebung für ein lebenswertes und sicheres Leben. Also immer schön Vorsicht auf den Straßen, damit man nicht zu früh über den Jordan geht. **Die Fähigkeit, sich guter Gesundheit zu erfreuen und sich ausreichend zu ernähren.** In unseren Breiten geht es wohl eher um die Gesundheit als um das ausreichend. Hier gilt, weniger ist mehr. Denn wenn ich mir jeden Tag eine Dröhnung Schokó gönne, kann ich meiner Gesundheit leise Servus sagen und dem Hüftspeck herzlich willkommen. Askese ist also angesagt. **Die Fähigkeit, eine angemessene Unterkunft zu haben und gegen Übergriffe geschützt zu sein.** Die Zeit, als wir uns noch vor den Säbelzahntigern schützen mussten, ist Gott sei Dank vorbei. Doch der Feind lauert meist in den eigenen vier Wänden. Also Obacht vor dem unsittlichen Gegrapsche unter der Bettdecke.

Die Möglichkeit zur sexuellen Befriedigung und zur Reproduktion. Der Sohnemann ist schon auf der Welt, alles andere überlasse ich dem Genuss;) -die Details bleiben aber unter der Bettdecke.

Die Fähigkeit, unnötigen Schmerz zu vermeiden und freudvolle Erlebnisse zu haben. Schon Epikur hat gesagt, dass das größte Glück die Vermeidung des Schmerzes ist. Und als Experte des Glücks wird er wohl wissen, was gut für einen Lebenskünstler ist. Deshalb folge ich dem Rat und verzichte auf Sado Maso Spielchen.

Die Fähigkeit, sich seiner fünf Sinne, seiner Phantasie und seiner intellektuellen Fähigkeiten zu bedienen. In Zeiten des Trash TV muss ich schon aufpassen nicht in die Zeitfressmaschine Fernseher reinzufallen und mich hin und wieder vor mir selbst schützen. Deshalb lass ich die Fernbedienung auch mal vor mir selbst verstecken.

Die Fähigkeit zur Bindung an Dinge oder Personen. Ja, die Bindung schafft Klarheit im Kopf. Auf der einen Seite bei der Partnersuche - es ist einfach schön, wenn man die Eine schon gefunden hat. Aber auch bei den Dingen - immer dem heißesten Scheiß hinterherzulaufen ist mir zu anstrengend.

Die Fähigkeit, eine Auffassung eines guten Lebens zu entwickeln und das eigene Leben zu planen und kritisch zu reflektieren. Davon kann ich als Lebenskünstler nicht genug haben. Ich muss nur aufpassen, dass ich mich nicht selbst zu kritisch anpacke.

Die Fähigkeit zur sozialen Interaktion, sich mit anderen zu identifizieren und das Gefühl, die Achtung anderer zu haben. Respekt, kann ich da nur sagen, und den hat jeder verdient.

Die Fähigkeit zu Anteilnahme und einer Beziehung zu Tieren, Pflanzen und der Welt der Natur. Ja, auch Tiere sind Lebewesen und haben es verdient respektiert zu werden. Das ich dabei als Fleischesser etwas in die Bredouille komme, dessen bin ich mir bewusst. Dafür esse ich bewusst bio. Das hilft zwar dem Schweinchen auf dem Teller nichts – aber bis es soweit war, konnte es wenigstens ein glückliches Schweineleben führen. Ein Schnitzerl vom glücklichen Schwein schmeckt auch gleich besser.

Die Fähigkeit zu lachen, zu spielen und erholsame Tätigkeiten zu genießen. Da lerne ich jeden Tag dazu und zwar von dem größten Lehrmeister - meinem Sohn.

Die Fähigkeit, das eigene Leben und nicht das von jemandem anderen zu leben. Ich hätte kein Problem damit, auf alljährliche Rituale zu verzichten. Doch irgendwie schleicht sich der Schlendrian ein und ich verbring Weihnachten erst wieder mit einem Weihnachtsbaum. Im Großen und Ganzen passt es ja, der Hund liegt wieder mal im Detail.

Die Fähigkeit, auf seinen sozialen Kontext Einfluss zu nehmen und durch eigene Leistung sein Leben zu gestalten und über das Geschaffene verfügen zu können. Ich gehe wählen, ich gehe arbeiten und kaufe mit dem Geld was ich will. Dennoch habe ich hin und wieder das Gefühl, ich werde ignoriert. Vielleicht sollte ich meinen Einfluss stärken und bei der nächsten Wahl zum Bundespräsidenten kandidieren?

Hui, da gibt es ganz schön viele Fähigkeiten und Möglichkeiten, an denen ich noch etwas arbeiten kann - zum Glück habe ich noch das ganze Leben vor mir!

Die sieben Lüste für die es sich zu leben lohnt

Die Suche nach dem Sinn des Lebens beschäftigt die Menschheit seit jeher. Eine allgemein gültige Antwort wurde bis jetzt nie gefunden. Wie auch, wenn jeder Mensch doch anders ist. Deshalb konzentriere ich mich diesmal auf die einfachen Freuden, nämlich die Lüste. Und für alle, die jetzt nur an das Eine denken: Lust kann vieles bereiten. Hier meine sieben Favoriten der Lust:

Die Lust am Denken: Ja das Denken mag für manche langweilig oder vielleicht sogar eine Qual sein, doch für einen Studenten der Lebenskunst wird es zur Lust. Es macht einfach Spaß, sich über knifflige Fragen den Kopf zu zerbrechen und sich selbst ständig neue Fragen zur Aufgabe zu machen. Habe ich ein Bewusstsein oder lebe ich nur in einer Matrix? Ist die Existenz Gottes bewiesen und wenn ja, wie viele? Gibt es die Zeit oder nur die Zeitmessung und warum ist manchmal die kurze Zeit lang und die lange Zeit kurz? Und wenn mir solche Fragen zu mühsam sind, dann hilft auch ein Sudoku oder Kreuzworträtsel.

Die Lust am Lachen: Wer viel denkt, braucht auch eine Pause und am besten lenkt man sein Hirnkastl mit Lachen ab. Ein guter Witz, ein Kabarett oder eine gemütliche Plauderei mit Freunden führt meist zum selben Ergebnis. Entscheidend ist nur die lockere Haltung. Denn das Lachen ist wie ein scheues Reh - wenn man es unbedingt sehen will, verflüchtigt es sich ganz schnell.

Die Lust am Lesen: Als Digital Native fülle ich einen ganz normalen Tag mit e-Mails checken, Social Media Aktivitäten und Internet Surfen. Doch dann tauche ein in eine andere Welt - die Welt der Bücher. Ganz aus Papier, nix mit Kindle und so. Und am meisten erfreuen mich die ganz alten Schinken. Vielleicht ein Buch aus dem vorigen Jahrtausend (eventuell ein alter Philosoph, aber ich will jetzt nicht zu dick auftragen). Die

Zeit bleibt still und vergeht doch im nu. Nanu schon wieder Mitternacht, es war doch gerade erst neun? Mhhh

Die Lust an der guten alten Zeit: Alle wollen mir erklären, ich soll im Hier und Jetzt leben. Auch ich bin eigentlich ein Verfechter der Gegenwart und des Momentes. Doch hin und wieder gönne ich mir vom Jetzt eine Pause, denn es macht einfach Spaß in alten Erinnerungen zu schwelgen. Sich mit Freunden zu treffen und sich gegenseitig alte Geschichten über längst vergangene Tage zu erzählen. Denn die gemeinsamen Erfahrungen machen doch eine Freundschaft aus. Oder?

Die Lust am Träumen: Die Gedanken schweifen lassen mitten am Tag. Träumen von der Zukunft, einer anderen Welt oder vielleicht vom zukünftigen Urlaub. Egal, alles ist erlaubt. Ich mache Urlaub von der Gegenwart. Und hin und wieder hat sich daraus auch schon eine entscheidende Richtungsänderung ergeben.

Die Lust am Sein: Ich bin, also bin ich einfach nur. Nachdem ich in der Vergangenheit und in der Zukunft herumgegurkt bin, mache ich einen Zwischenstopp beim Sein. Was es auch ist, dem Nichtstun, dem Spazierengehen oder dem Zähneputzen. Ich konzentriere mich auf die Gegenwart und erfreue mich des Lebens.

Die Lust der Sinne: Ja, jetzt sind wir angelangt an der meistbekannten Lust. Aber es nicht nur die Liebe, auch wenn das Liebemachen wohl der Olymp der Lüste ist, so können wir unsere Sinne für vieles andere lustvoll gebrauchen oder? Wobei denkst Du, können uns die Sinne lustvoll behilflich sein. Spontan würde ich sagen lustvoll in die Sterne schauen, lustvoll mit den Füßen durch das vom Morgentau nasse Gras stapfen, lustvoll die Morgenluft einatmen, lustvoll dem Vogelgezwitscher lauschen, lustvoll eine süße Himbeere essen - sich einfach lustvoll durch die Natur bewegen. Alles kann uns Freude bereiten und das Beste daran, es kostet uns nichts. Nur die Zeit sollten wir uns nehmen und unsere bewusste Wahrnehmung schärfen.

7 Wege zum Genuss

Ein sinnliches Ereignis wird zur reinen maschinellen Nahrungsaufnahme degradiert. Das angenehme Gefühl von warmem Wasser auf der Haut wird zur schnellen Abhandlung und lästigen Pflicht am Morgen. Wir haben es verlernt, uns an den einfachen Dingen des Lebens zu erfreuen. Ich habe mich auf den Weg gemacht zu erkunden, warum das so ist und welche Möglichkeiten es aus dem Dilemma des schnellen Abwickelns noch gibt.

Schnelle Ursachenforschung

Im Prinzip ist das Problem ein bekanntes. Ich vergesse Mittag zu essen. Ich schieße mir zur schnellen Frustbewältigung eine Schokolade in die Venen. Das Abendessen verschlinge ich mit Kohldampf in Rekordzeit hinunter. Und am Abend darf es noch ein kurzes Beruhigungsbierchen sein. Alle Handlungen haben eines gemeinsam: sie passieren schnell, unbewusst und aus Frust. Wenn ich mich umhöre und umschaue, dann überkommt mich das Gefühl, dass ich damit nicht alleine bin. Deshalb habe ich die wichtigsten Ingredienzien für mehr Genuss beim Essen zusammengefasst, um wieder bewusster genießen zu können:

1. Ohne Zeit kein Genuss: Egal ob beim Essen, Duschen oder beim Liebe machen: Sich die Zeit nehmen, die jede Tätigkeit verdient. Fast Food, nebenher essen, am Weg zwischen Küche und Couch noch schnell eine Brötchen zwischen die Kiemen stecken – nehmen wir uns fürs Essen wieder die Zeit, die es braucht. Bewusst NUR zum Essen. Sich die Zeit nehmen für den Genuss gehört zu den wichtigsten Lektionen der Lebenskunst. Auch ich muss mich täglich am Riemen reißen. Der Spruch von Epikur gefällt mir dazu ganz gut: „Das Entstehen des höchsten Gutes und der Genuss daran sind gleichzeitig."

2. Der Ort macht den Genuss: Im Klo lässt es sich schlecht genießen – das wird jedem einleuchten. Auch vor einem

Computer im Bürosessel kommt nur wenig Stimmung auf, schon gar nicht wenn das Telefon sich ständig zu Wort meldet. Eine Parkbank eignet sich schon besser. Suche Dir also die passende Umgebung, um in Ruhe genießen zu können. Denn jede Mahlzeit ohne Genuss ist eine verlorene Mahlzeit.

3. Gelassen genießen. Wenn ich mir die Zeit genommen habe, dann braucht es auch die richtige Einstellung für den Genuss. Denn vom Hudeln kommen die Kinder, sagt ein altes Sprichwort. Und der Start ist nicht nur im Rennsport das Wichtigste, nein auch beim Slowfood entscheidet der Start über Frust oder Genuss. Kurz durchatmen, sich selbst in die richtige Stimmung bringen - um nicht schon fertig zu sein, bevor es überhaupt losgegangen ist. Das gilt nicht nur beim Essen. Gelassenheit ist der ständige Begleiter des Genusses.

4. Alle Sinne öffnen: Wir haben fünf Sinne und wie oft passiert es mir, dass ich sie schlafen lasse. Doch ohne Sinne macht der Genuss keinen Sinn. Deshalb sollten wir auch bewusst alle Sinne einsetzen. Riechen, Spüren, Schauen, Schmecken - und zum Schluss höre ich mir noch selbst beim Kauen zu. Hand aufs Herz, wie oft lassen wir unsere Sinnesorgane verkümmert brachliegen während wir noch schnell einen Burger in uns hineinschieben?

5. Danke Essen, dass Du mir so gut schmeckst: Die Wertschätzung steigert den Genuss. Sei dankbar und das einfachste Gericht bleibt Dir genüsslich in Erinnerung.

6. Selten und richtig gut: Hunger ist der beste Koch - aber Vorsicht vor dem Feind des Genusses, dem Kohldampf. Dann kommt Punkt drei wieder ins Spiel - gelassen genießen. Aber es geht nicht nur um den Zeitpunkt, auch die Gewohnheit lässt unsere Sinne einschlafen. Deshalb bleibe offen für Neues und fordere deine Sinne heraus. Denn was man ständig hat, wird irgendwann zum Übermaß. Und dann heißt es wieder Frust schieben.

7. Baba Gewissen, Servus Genuss: Jedes Essen hat seine Zeit. Und ständig an seine Gesundheit zu denken, verhindert jeden Genuss. Deshalb bleibe entspannt, wenn du Dir etwas Köstliches gönnst und verabschiede Dich von deinem schlechten Gewissen. Empfange den Genuss mit beiden Armen. Du hast ihn Dir verdient.

Der Genuss der frühen Jahre – eine Erkenntnis

Die Kirchenglocken läuten. Es ist drei Uhr nachmittags. Die Sonne scheint. Im Haus duftet es nach frisch gebackenem Brot - süß und wohlschmeckend. Wie ein König platziert sich ein kleiner Junge auf die Treppe vor der Haustür und wartet auf sein königliches Mahl. Die freudige Erwartung und Vorahnung auf das, was kommt lässt ihm das Wasser im Munde zusammenlaufen. Bald gibt es frisches Brot mit Butter. Welch ein Hochgenuss!

Einfach Butterbrot

Dieser kleine Junge bin ich, in den frühen 80er Jahren. Immer wenn ich als Kind in die Kruste eines Schwarzbrots biss, war dies für mich ein königlicher Genuss. Ein einfaches Butterbrot konnte mir den Nachmittag versüßen. Das Brot selbst gebacken, die Butter vom Bauernhof und hin und wieder gab es dazu Schnittlauch aus dem eigenen Garten. Ich saß auf der Treppe vor dem Haus, lies mir die Sonne ins Gesicht scheinen und war einfach nur zufrieden mit dem Hier und Jetzt und meinem Brot. Der süß herbe Geschmack des Brotes, eine Gaumenfreude für mich als achtjähriges Kind. Was war damals so anders und wie finde ich es wieder? Ich mache mich auf die Suche nach dem einfachen Genuss!

Gib uns unser tägliches Brot

Das Nachmittags-Brot wurde damals von mir zur Zeremonie erhoben - nichts und niemand konnte mich davon abhalten. Ich hätte alles stehen und liegen gelassen für diese einfache, aber köstliche Mahlzeit. Es gab keine Ablenkung, kein Fernsehen und das Smartphone war auch noch nicht erfunden. Wenn ich heute daran denke, sehne ich mich zurück in diese Zeit. Ich werde sentimental - wie einfach Freude damals war. Doch halt! Ich höre mich an wie ein alter Herr, der über die gute alte Zeit sinniert. Früher war doch einfach alles besser oder? Das glaube ich nicht. Es ist nur an der Zeit, dass wir uns zurückbesinnen auf die einfachen Dinge des Lebens und uns diese Momente zurück in den Alltag holen. Deshalb gönne ich mir mein tägliches Butterbrot, denn das habe ich mir verdient.

Erkenntnisse von damals

Wenn ich mich recht erinnere, waren es drei Faktoren, die mir dieses Butterbrot so köstlich erschienen ließen:
Zeit: Eine festbestimmte Zeit des Tages war dafür bestimmt, sich am Nachmittag dem Brot zu widmen - es war für mich eine Belohnung. Und wenn es zu Mittag mal ein Essen gab, das mir nicht schmeckte, wie z. B. Schweinebraten, so konnte ich mich immer auf meine kleine Nachmittagsjause freuen. Und schon die Vorfreude darauf versüßte mir den Nachmittag.
Raum: Ich habe mir einen bestimmten Platz dafür gesucht, dem Genuss zu frönen. Im Sommer war das die Treppe vor dem Haus. Ich setzte ich mich hin und widmete mich nur dem Butterbrot. Keine Störung wurde geduldet. Alles was war, war das Brot.
Selbst: Selbst gemachtes Brot schmeckt einfach besser. Deshalb ist es Zeit, dass ich wieder selbst Hand anlege und mir mein Brot selbst zubereite. Es ist nicht nur der Geschmack, auch das archaische Gefühl, etwas selbst zu machen, gibt uns ein gutes Gefühl der Selbstmächtigkeit.
So steht dem Genuss nichts mehr im Wege. Ich hole mir die gute alte Zeit wieder zurück für mehr Freiheit und Lebensfreude!

52 Vergnüglichkeiten, die das Leben lebenswert machen

In der Konsumgesellschaft werden wir dazu getrieben, zu kaufen und zu konsumieren. In der Lebenskunst geht es aber darum, ein selbstbestimmtes Leben zu führen. Und als Student der Lebenskunst bin ich der Meinung, dass die einfachen Dinge das Leben lebenswert machen. Deshalb habe ich 52 kostenlose Vergnügungen für das schöne und gute Leben zusammengefasst. Somit bleibt für jede Woche ein Späßchen, das es auszuprobieren gilt!

Baumrauschen lauschen: Der Umgebungslärm um uns herum wird immer schlimmer. Deshalb ist das Rauschen der Bäume eine Wohltat für Ohren und Geist. Es ist wie ein Kurzurlaub von der lauten Baustelle des Alltags. Einfach in die Natur setzen und zuhören, wie der Wind mit den Bäumen sein eigenes Konzert in D-Moll gibt.

Durchs nasse Gras warten: Frühmorgens gleich nach dem Aufstehen. Spüre das nasse Gras zwischen den Zehen und du fühlst dich sofort lebendig.

Mit Freunden Feuer machen: Das Feuer ist eine Erfindung der Steinzeit und verfehlt seine Wirkung nicht. Schon die Neandertaler nutzten die Kraft des Feuers und sammelten Energie für den nächsten Tag. Schnappe Dir ein paar Freunde und suche dir eine passende Stelle für das Feuer. Sobald das Feuer brennt werden Erinnerungen wach und die Gespräche kommen in Gang. Vielleicht sogar bis zum Morgengrauen. Denn wenn das Feuer brennt, sind die Gespräche nicht mehr aufzuhalten.

Sterne schauen: Die Nacht kehrt ein und die Sterne erscheinen am Horizont. Was für ein Gefühl der Ruhe und Zeitlosigkeit. Dies ist die beste Variante, um einen anstrengenden Tag gemütlich ausklingen zu lassen.

Flanieren: Ständig hetzen wir von A nach B mit der Uhr im Genick. Mach doch langsam und vergiss die Zeit. Bewege dich zeit- und ziellos durch die Gegend und entdecke die bunte Welt. Das ist flanieren.

Mit einem Kind spazieren: Kleine Kinder sind Meister der Lebenskunst. Denn sie sind in der glücklichen Lage, dass sie noch keine Uhr und somit keinen Zeitdruck kennen. Drum sollten wir von Ihnen lernen und so oft wie möglich ohne Zeitdruck spazieren gehen. Sie zeigen uns jedes Mal was es Neues zu entdecken gibt.

Singen: Laut, falsch, aber mit Begeisterung - lautet ein altes Sprichwort. Und genau so macht es am meisten Spaß, so dass der ganze Körper vibriert und sich mit Freude und Lebensenergie füllt.

Duschen genießen: Lässt sich hervorragend mit dem Singen kombinieren - muss aber nicht sein. Spüre bewusst wie das Wasser auf Deine Haut rinnt und Deinen Körper belebt.

Sonnenstrahlen wahrnehmen: Sonne ist Energie. Nütze sie und tanke Energie. Spüre wie Dich die Sonnenstrahlen wärmen und auftanken.

Siesta machen: Ein Nachmittagsschläfen, verbannt von unserer Gesellschaft durch die Industrialisierung, verhilft zu einem ruhigen Tag und guten Ideen. Lass Dich nicht unterdrücken und gönn dir ein Nickerchen.

Streichholz Männchen aus Gemüse oder Kastanien basteln: Kinder wissen was Spaß macht. Und kreatives Schaffen macht auf alle Fälle Spaß. Nimm Dir ein Paar Streichhölzer und bastle einfach mit.

Globus betrachten: Die Welt ist so groß und wir sind so klein. Und auf einem Globus Österreich zu suchen, macht mir bewusst, wie viele Länder es noch zu entdecken gibt. Und was war nochmal die Hauptstadt von Swasiland? Sollte ein Globus nicht zur Verfügung stehen, ein Atlas tut es auch.

Steine am Wasser hüpfen lassen: Pfitsch, Pfitsch platsch. Mist nur zweimal gehüpft. Die ständige Suche nach dem perfekten Wurf. Dies könnte ich tagelang machen. Völlig vertieft im Stein, Sein und Werfen.

Genüsslich gesund werden: Kranksein ist mühsam und aufreibend. Wir alle wollen so schnell wie möglich wieder gesund werden. Manchmal auch mit Medikamenten. Doch pfeif auf die schnelle Rekonvaleszenz und genieße die Zeit ohne Alltagstress und lasse Dir gemütlich Zeit für die Genesung.

Eine Höhle besuchen: Sich wie Indianer Jones auf Schatzsuche begeben. Mystisch, aufregend und beruhigend zu gleich. Aber pfeif auf die Schauhöhlen. Mache Dich auf die Suche nach einer frei zugänglichen Höhle. Es reicht schon eine ganz kleine. Hauptsache man ist allein.

Schokolade eine Minute lang auf dem Mund zergehen lassen: Mach die Augen zu und schmecke das volle Kakao-Aroma, eine wilde Mischung von Duft- und Geschmacksstoffen.

Im Gewand schlafen: Jeden Abend sich ordnungsgemäß in das Bett legen wird auf Dauer langweilig. Hin und wieder mache ich es wie in meiner Jugendzeit und lege mich mit der Kleidung ins Bett. Ein verwegenes Gefühl.

Um die Wette Grimassen schneiden: Tja einfach lustig.

Auf einen Baum klettern: Hört sich einfacher an, als es ist. Das hatte ich irgendwie anders in Erinnerung. Die Freude als ich oben war, war aber riesengroß.

Brief nicht öffnen: Ha, ich schlage meinem Pflichtbewusstsein ein Schnippchen. Brief bleibt liegen, dasselbe gilt auch für E-Mails. Ich schaue sie einfach 2 Tage nicht an. Ätsch.

Tagträumen: Ein enger Verwandter des Nichtstuns. Nur das ich meine Gedanken bewusst auf Reisen schicke.

Den Wind in den Haaren spüren: Wenn der Wind geht, dann achte einmal bewusst auf deine Haare. Lass sie fliegen und versuche nichts zu korrigieren. Ein schönes Gefühl.

Morgenluft schnuppern: Aufstehen und durchatmen. Ein Geschmack der Freiheit macht sich breit, wenn die frische Morgenluft in meine Lungen gepumpt wird.

Aus dem Fenster schauen: Was passiert in der Welt jetzt und hier. Um das zu erfahren, begebe ich mich wie eine alte Dame ans Fensterbrett und beobachte alles und jeden, der vorbeigeht.

Nichtstun: Nichtstun

Nacktbaden: In Kaisers Kleidern im kühlen Nass der Donau. Ein super Gefühl.

Mit der Postfrau plaudern: Wie oft bekomme ich von einer unbekannten Person persönliche Pakete und Briefe. Sich einmal kurz Zeit nehmen und ein paar freundliche Worte wechseln verbessert den Tag für alle.

Namen der Pflanzen lernen: Lernen macht Spaß. Auch wenn ich in Biologie ein blindes Huhn bin, so erfreue ich mich der Natur und lerne dazu. Schon der Zukunft wegen, wenn mich mein Sohn mit Fragen löchern wird, möchte ich gewappnet sein.

Einen Brief aus Papier schreiben: Man nehme ein weißes Blatt Papier und eine Füllfeder. Dieses Schreibgerät mit Tinte und so. Fühlt sich einfach besser an.

Luftsprung machen: Schon beim Wegspringen spürt man wie sich die Laune bessert. Egal ob mit einem Bein zuerst oder beidbeinig - beides funktioniert.

Kirche bestaunen: Aber ich bin doch gar nicht römisch katholisch, höre ich schon Stimmen laut werden. Egal, gehe in eine jahrhunderte-alte Kirche und staune. Die Höhe des Raumes, das Echo, das Licht. Eindrücke, die beindrucken.

Vögel beobachten: Alles was fliegt, beneide ich. Ich möchte auch. Solange mir noch keine Flügel wachsen, nutze ich die Zeit und erfreue mich des Anblicks der mein Leben lebenswert macht.

Im Gras liegen: Bestens kombinierbar mit dem Vögel beobachten.

Pfeifen: Egal ob summen, trällern oder pfeifen. Es macht einfach gute Laune.

Sex am Morgen: Besser lässt sich der Tag einfach nicht beginnen. Wenn der Körper noch im Halbschlaf sanft in Wallung kommt.

Lächeln: Tja, das kann man ruhig täglich probieren.

Staatsbibliothek besuchen: Ein Raum gefüllt mit Ruhe, Geschichte und Weisheit. Der perfekte Rückzugsort, um auf neue Ideen zu kommen.

Gähnen ohne Hand vor dem Mund: Lass dem inneren Drang freien Lauf. Ohne Zwang. UUaaahh. Herrlich.

Zuschauen wie der Fluss fließt: Fließendes Wasser lässt einfach Ruhe im Geist einkehren. Setze dich hin und lasse es fließen.

Toter Mann im Wasser spielen: Auf den Rücken legen und Nichtstun. Funktioniert am besten im Meer. Als Alternative kann ich dir auch die Badewanne empfehlen. Lausche deinem Atem und höre, wie sich dein Geist beruhigt.

Wolken beobachten: Ein enger Verwandter des Vögel beobachten. Kann man nicht oft genug machen.

Blumen gießen: Beobachte die Natur und sei ein Teil davon. Kümmere dich um Pflanzen und als Dank dafür erhältst du ein gutes Gefühl (muss man wohl wöchentlich machen, wenn man mal angefangen hat).

Im Regen spazieren gehen, am besten an einem heißen Sommerabend: Wassertropfen prallen auf Deine Haut. Die Natur und Dein Körper kühlen langsam ab. Laufe nicht davon, sondern erfreue Dich am Nass.

Auf einem Grashalm kauen: Lucky Luke hat es vorgemacht. Es ist cool, es schmeckt gut und es ist gesünder als Rauchen.

Kartenhäuser bauen: Diese kleinen Karten, die schon beim kleinsten Wind oder Wackler umfallen. Es ist eine Herausforderung - Stock um Stock, um dann doch wieder umzufallen. Egal, einmal geht's noch.

Gesellschaft genießen: Der Mensch ist ein soziales Wesen. Dies wusste schon Aristoteles. Wir sollten uns öfter in angenehme Gesellschaft begeben und dies genießen. Der Fernseher darf dafür des Öfteren ausbleiben.

Bewegung bewegt: Egal ob Radfahren, Laufen oder Schwimmen - Sport macht frei und die Bewegung spaß.

Papierflieger bauen: Es gibt spitze, breite oder Turboflieger. Die Möglichkeiten sind unendlich. Und warum mancher fliegt und mancher nicht, ist unerklärlich. Da hilft nur eines: weiterbauen.

In der Hängematte liegen: Das langsame Wippen, die gleichmäßige Bewegung. Die perfekt abgestimmte und ruhige

Bewegung. Lass deine Seele baumeln (Ups das war jetzt 1 Euro für das Phrasenschwein).

Tanzen: Ich habe zwei linke Beine. Dennoch macht das Tanzen Spaß. Ich tanze halt ohne Schrittfolge, dafür mit einer Portion Intuition.

Genüsslich betrunken nach Hause gehen: Spart Geld und du kannst den lustigen Abend nochmal Revue passieren lassen.

Schlafen und süß träumen: Und sonst nix!

44 Ideen und 5 Faktoren für Flow und Glück

Du bist glücklich und nimmst Deine Außenwelt nicht mehr wahr. Alles um Dich herum gerät in Vergessenheit. Du gehst im Moment und im Tun auf, weil du einer Aktivität nachgehst, die Dich in einen Flow Zustand versetzt. Deine Gedanken sind jenseits von Angst und Langeweile. Diesen Zustand erreichen wir sehr leicht, wenn wir einer Aktivität nachgehen, die uns mit Leidenschaft erfüllt. Doch wie sieht es mit den ungeliebten Tätigkeiten in der Arbeit und im Haushalt aus, mit dem Kloputzen, Unkraut jäten, Abwaschen, Bügeln, Buchhaltung machen, Ablage sortieren oder Boden wischen? Ist es hier auch möglich in den Flow zu kommen?

Die Gesetze des Flows und der Lebenskunst

Lebenskünstler sind Menschen, die Ihr Leben selbstbestimmt gestalten. Sie sind somit Gesetzgeber Ihrer selbst und können machen was Ihnen gefällt. Immer? Nicht immer, aber immer öfter. Natürlich gibt es Tätigkeiten, bei denen sich die Freude daran versteckt. Irgendwo im Hinterstübchen muss man sich nach der Freude erst umsehen. Um diese Freude bei so mancher Arbeit leichter zu finden, gibt es für die individuellen Gesetzgeber Ihrer selbst die Gesetze des Flows. Der Glücksforscher Mihaly Csikszentmihaly hat das Flow-Erlebnis wissenschaftlich erforscht und ist zur Erkenntnis gekommen, dass man sich auch selbst und bewusst in den Flow versetzen kann. Das heißt, es ist auch möglich sich selbst bei langweiligen oder ungeliebten Tätigkeiten in den Flow zu versetzen - ganz im Sinne der Lebenskunst als Gesetzgeber seiner selbst. Hier die 5 Hilfsmittel um sich selbst bei ungeliebten Tätigkeiten in den Flow zu versetzen:

Die 5 Kriterien für den Flow

Um in den Flow-Zustand zu kommen, benötigt es eine Aufgabe, der wir gewachsen sind. Es darf weder zu einer Überforderung noch zu einer Unterforderung kommen. Bei vielen ungeliebten Tätigkeiten sind wir meist unterfordert. Schaffe deshalb die idealen Voraussetzungen und Du wirst mehr Glücksmomente in den Alltag bringen.

Das Ziel – Wettbewerb oder Exzellenz: Entwerfe Deine eigenen Regeln und Ziele. Mache aus der ungeliebten Tätigkeit einen Wettbewerb. Setze Dir ein persönliches Zeitlimit mit klaren Regeln. Du möchtest z.B. das Klo in 10 Minuten putzen. Der persönliche Wettbewerb hilft Dir, die Sache mit mehr Aufmerksamkeit und somit auch schneller zu erledigen. Die andere Möglichkeit ist die Exzellenz. Diese Methode ist ähnlich wie der Wettbewerb, nur das Ziel ist nicht die Zeit sondern die Perfektion. Dies widerspricht zwar etwas der Lebensphilosophie eines Lebenskünstlers, doch bei manchen Aufgaben kann das schon Sinn machen. Denn wer möchte nicht beim Kochen die Exzellenz anstreben, um sodann einem köstlichen Mahl die volle genüssliche Aufmerksamkeit zu schenken.

Die Abschottung: Hier gibt es zwei Möglichkeiten. Du schottest Dich von der Außenwelt ab - sprich Tür zu, Handy aus und auch sonst alles wie z.B. die E-mails auf dem Computer aus. Dies ist vor allem bei genauen Tätigkeiten wie etwa der Buchhaltung eine empfehlenswerte Methode. Kurzum: Schaffe ein ruhiges Umfeld! Oder Du gehst auf musikalische Tauchstation. Such Dir eine gute Mucke, die dir gefällt und lass es krachen. Mit Musik und Spaß kannst Du Dich so in den Flow putzen.

Das scharfe Bewusstsein: Ein scharfes Bewusstsein ist ein besonders wichtiger Faktor, um in den Flow zu kommen. Auch hier gibt es mehrere Möglichkeiten, um seine Aufmerksamkeit zu fokussieren.

Der Empfang: Wie bei einem Radio, das Du bewusst auf Empfang schaltest, um Musik zu hören, so musst Du auch beim Flow bewusst auf Empfang schalten. Konzentriere Dich! Schalte auf Empfang und lasse den Flow zu!

Das Ritual und der Ortswechsel: Wechsle Dein Umfeld oder den Ort. Dies wird bei den meisten Aufgaben nicht möglich sein. Deshalb kannst Du auch ein Ritual rund um die Tätigkeit selbst schaffen. So wie das Aufwärmen beim Sport hilft es, sich mental einzustellen. Mache Dehnübungen, gönne Dir eine Tasse Kaffee oder noch eine Portion Nichtstun bevor es losgeht.

Die Belohnung: Die positive Rückmeldung, die Vorfreude auf das Schaffen hilft Dir, Dich besser zu konzentrieren. Gönne Dir eine Belohnung nach der harten Arbeit! Gönne Dir eine persönliche Vergnüglichkeit!

Gut geplant ist halb gewonnen. Schaffe eine Struktur, die Dir hilft in den Flow zu kommen. Nimm Dir die für Dich wichtigen Flow-Faktoren und schreibe sie auf. z.B.

- Aufgabe - Unkraut jäten
- Ziel - Zeit oder Exzellenz?
- Abschottung - Musik oder Ruhe
- Bewusstsein schärfen - Empfang, Ritual, Ortswechsel
- Rückmeldung - Belohnung

Die Planung hilft Dir, die Kontrolle über die Aufgaben zu behalten und ermöglicht Dir automatisch auch eine positive Rückmeldung.

All Diese Faktoren können Dir helfen die ungeliebten oder einfach nur langweiligen Tätigkeiten besser zu erledigen. Du bist mit mehr Spaß dabei und kannst so leichter durch den Tag flanieren.

Die 44 Ideen und der Grundsatz

Grundsätzlich bedeutet Flow erleben Leidenschaft ausleben. Wie oft gehst Du am Tag Deiner Leidenschaft nach? Oder hast Du vielleicht ein geliebtes Hobby aus den Augen verloren? Hier als Inspiration ein paar Ideen, bei denen sich der Flow erleben lässt:

...Balancieren ... Laufen ... eine Geschichte schreiben ... Wandern ... Klettern ... Sprachen lernen ... Malen ... Fotografieren ... Singen ... Summen ... Pfeifen ...sich mit Philosophie beschäftigen ... Geschichte studieren ... Musizieren ... Boacher spielen ... Liebe machen ... Schwimmen ... Beim Lesen in eine andere Welt eintauchen ... Computerspielen ... ein köstliches Essen kochen ... Tauchen ... Schachspielen ... Fahrradfahren ... Surfen ... Meditieren... mit Freunden plaudern ... Namen von Pflanzen lernen ... Nordic Walking ... Schneeschuh wandern ... Gärtnern ... Tanzen ... Brettspiele ... Modelleisenbahn Spielen ... mit Menschen und Tieren interagieren ...Fußball ... Kneten ... Basteln ... Lego spielen ... Spazierengehen in der Natur ... Chor ...Reiten ... Sandspielen...

Und was habe ich alles vergessen? Welcher Leidenschaft folgst Du?

Philosophisches und Fiktionales

Wege zum glücklichen Handeln – eine Abkürzung mit Epiktet

Es freut es mich besonders, den Stoiker und Meister der Lebenskunst Epiktet bei mir begrüßen zu dürfen. Heute geht es um die Themen Freiheit, Achtsamkeit und um das gute Aussehen.

Lebenskünstler: Ein herzliches Willkommen Epiktet. Du bist ein bekennender Stoiker. Ihr habt es geschafft, mit dem Begriff der stoischen Ruhe in den Duden aufgenommen zu werden. Erkläre unseren Lesern bitte kurz worum es geht.
Epiktet: Die stoische Ruhe lässt sich durch eine Lebensart entwickeln. Es handelt sich um eine Grundhaltung dem Leben gegenüber. Ich lebe mit der Natur und der Vernunft. Der wichtigste Grundsatz dabei lautet, alles was nicht in unserer Macht steht, was also äußerlichen Einflüssen ausgesetzt ist wie der Körper und die Gesundheit, der Besitz, das Ansehen, die äußere Stellung oder die Fußballergebnisse vom letzten Sonntag. Sage Dir: Geht mich nichts an! Die einzigen Dinge, die in unserer Macht stehen, sind unsere Meinung, unser Wollen, unser Handeln, und das Meiden – kurz gesagt, all unser Tun. Dies können wir beeinflussen und nur um dies sollten wir uns kümmern. So kannst du Herr der Gedanken werden und frei werden, um absolutes Glück zu erlangen.

Lebenskünstler: Das klingt ja plausibel, doch was ist mit all den Dingen, wie z.B. finanzielle Sorgen, die mich im alltäglichen Leben beunruhigen, wie gehe ich damit um?

Epiktet: Es sind nicht die Dinge, die uns beunruhigen, sondern die Gedanken darüber, die uns beunruhigen. Und wie wir wissen, sind wir Herr über unsere eigenen Gedanken. Wir müssen die Dinge, die in unserer Macht stehen, so gut wie möglich erledigen und den Rest so nehmen wie er kommt!

Lebenskünstler: Wie soll das meine finanzielle Situation verbessern?

Epiktet: Das Einzige, dass wir wirklich befriedigen müssen, sind die körperlichen Bedürfnisse. Essen, Trinken, Kleidung und ein Dach über dem Kopf. Der Rest ist Luxus und macht Dich zum Sklaven eines anderen. In der finanziellen Frage, halt zum Sklaven der Bank. Dies musst du halt hinterfragen. Was brauchst du wirklich und was ist nur Luxus. Je mehr man meidet, umso freier wird man. Nur wenn du nichts begehrst, dass in der Gewalt eines anderen ist, nur dann wirst du frei. Nicht die Befriedigung der Begierde zählt, sondern die Ausrottung der Begierde. Denn die Fähigkeit etwas nicht zu bedürfen ist viel mehr wert als jeder Reichtum.

Lebenskuenstler.co: Und was kannst Du den Menschen mitgeben, die sich mitten im Strudel des Alltags befinden?

Epiktet: Die Freiheit beginnt mit dem ersten Schritt. Mache Dich auf den Weg, denn bis zur Erlösung aus den Banden der Knechtschaft ist es ein weiter. Aber der erste Schritt zählt.

Lebenskünstler: Doch jeder hat doch auch schlechte Tage. Wie geht ein Stoiker damit um?

Epiktet: Jeder, der jammert, unzufrieden ist oder üble Laune hat ist unfrei. Entscheidend ist die Einstellung, die innere Haltung und die Anpassung der allgemeinen Begriffe. Denn es steht in meiner Macht was ich denke und was ich will. Und wenn ich etwas nicht mehr will, dann mache es so wie die Kinder, sage einfach: Ich spiele nicht mehr mit.

Lebenskuenstler.co Wie sieht das bei Krankheit oder bei Schicksalsschlägen aus, wie soll man damit umgehen?

Epiktet: Der Körper ist eine reine Äußerlichkeit, auch anderes in der Umgebung kann ich nicht beeinflussen. Es ist alles dem

Kosmos überlassen. Es besteht nur die Möglichkeit, das Beste daraus zu machen und davon zu lernen. Denn eine Krankheit kann auch als Werkzeug der Übung gesehen werden. Genauso wie eine Beleidigung, die kann mir bei der Ausrottung des Zorns als Werkzeug dienlich sein. Wenn ich das richtige denke, wie kann es mir dann noch schaden?

Lebenskünstler: Multitasking und Achtsamkeit sind in der heutigen Zeit in aller Munde. Was kannst Du unseren Lesern dazu empfehlen?
Epiktet: Multitasking ist die größte Lüge der Gesellschaft und eine der schlimmsten Gewohnheiten. Denn sie bedeutet die Achtsamkeit aufzuschieben und ein Leben im Einklang mit der Natur auf ein anderes Mal aufzuschieben. Denn nur ein Leben in Achtsamkeit bietet Wohlfahrt und Wohlbefinden. Dies liegt in unserer Natur. Es wir nichts im Leben besser gemacht, ohne dabei achtzugeben. Und genau darum geht es. Das Beste daraus zu machen und zwar mit Achtsamkeit!

Lebenskünstler: Eine letzte Frage habe ich noch. Epiktet du als alter Stoiker was kann Dich eigentlich aus der Ruhe bringen?
Epiktet: Meine körperliche Verfassung. Ich lege zu viel Wert auf meinem Körper, wo er doch seit Jahrhunderten hinterherhinkt. Ich bin noch nicht am Ziel meiner Freiheit angekommen. Ein großes Vorbild für mich war Sokrates, der lieber den Charakter des Ehrenmannes bewahrte als seinen sterblichen Leib. Er war der größte unter den Stoikern ohne jemals einer gewesen zu sein.

Lebenskünstler: Herzlichen Dank für das Gespräch und die Portion stoischer Ruhe!

Exklusiv-Interview mit Aristoteles, dem Großmeister der Philosophie.

Er spricht mit uns über Ethik, Glück und böse Nachbarn.

Lebenskünstler: Servus Aristoteles, ich freue mich Dich auf meinem Blog begrüßen zu dürfen. Viele Menschen streben nach Glück. Du als Autor der nikomachischen Ethik hast dieses in deinem Werk sehr ausführlich beschrieben. Kannst du uns als Einstieg einen kleinen Überblick verschaffen.

Aristoteles: Der Wunsch nach Glück ist in der Menschheit länger verankert als ich alt bin. Schon zu meiner Zeit war das Streben nach Glück die ultimative Herausforderung. Daran hat sich bis heute nichts geändert. Grundsätzlich kann man sagen, dass es darum geht ein selbstbestimmtes Leben für sich zu wählen. Und Ziel des Lebens ist Glück. Früher haben wir dazu Eudaimonia gesagt, was mit „gut" zu übersetzen wäre. Das ist aber egal, die Bedeutung bleibt die gleiche.

Lebenskünstler: Und welche Ingredienzen benötigt man deiner Meinung nach für Glück?

Aristoteles: Dafür gibt es grob 7 Bestimmungen, über die es sich lohnt nachzudenken.

Glück ist ein wählbares Gut.

Glück ist eine spezifische Tätigkeit.

Glück ist ein Leben in der Verflochtenheit.

Glück besteht aus dreierlei Güter - seelische Güter wie z.B. Weisheit - körperliche Güter -äußerliche Güter.

Glück ist etwas, das man lernen kann.

Glück ist ein erfülltes Leben.

Glück ist etwas Göttliches.

Lebenskünstler: Vielen Dank für den kurzen Überblick, doch lass uns doch im Einzelnen auf die Punkte eingehen. Ein wählbares Gut, wie darf ich das verstehen? Ich kann mir aussuchen, wann ich im Lotto gewinne, oder wie?

Aristoteles: Natürlich sind dabei nicht die glücklichen Zufälle gemeint. Es geht dabei vielmehr um das Lebensglück. Und dieses ist wählbar. Ich entscheide mich dafür und gebe meinem Leben die richtige Richtung. Wobei jede Richtung seine Wertschätzung verdient. Ich kann mich nur der Lust hingeben oder mich auch der Gesellschaft widmen oder der Weisheit. Alles ist möglich, doch die Entscheidung liegt bei mir.

Lebenskünstler: Kann man Glück nur bei einer spezifischen Tätigkeit erfahren?
Aristoteles: Glück kann man immer erfahren, der Schwerpunkt liegt hier beim Tun und zwar täglich, ein Leben lang, egal ob seelisch oder physisch. Ziel des Ganzen ist die Exzellenz, sodass man selbst bei ungeliebten Aufgaben Glück erfährt.

Lebenskünstler: Glück durch Verflochtenheit – und was mache ich, wenn ich einen ungeliebten Nachbar habe?
Aristoteles: Entweder dem Nachbarn aus dem Weg gehen oder Wegziehen. Hauptsächlich geht es bei der Verflochtenheit aber um wahre Freundschaft. Denn darin wird das Glück erlebbar. Eine Freundschaft ohne Nutzen und Hintergedanken. Aber auch die Freundschaft zu sich selbst ist wichtig. Denn nur wer mit sich selbst befreundet ist, ist offen für das Glück. Deshalb sollte man sich täglich selbst fragen, ob ich mit mir selbst gerne auf ein Bierchen gehen würde.

Lebenskünstler: Besitzt du alle Güter für ein glückliches Leben?
Aristoteles: Nein, das ist aber auch gar nicht notwendig. Vom ersten Gut zum Beispiel, dem seelischen, besitze ich mehr als notwendig. Ich verstehe mich sehr gut darin, ein freudvolles und lustvolles Leben zu genießen. Denn nicht nur die Weisheit, auch die Lust gehört zum seelischen Gut. Dadurch kann ich meine Schwächen im körperlichen Gut kompensieren. Denn wie du siehst, bin ich nicht der Fescheste. Aber das ist egal, jedes Gut ist nur ein Werkzeug - so auch das äußerliche. Wenn

jemand nicht wohlgeboren ist, kann er trotzdem, durch seelische Fähigkeiten, zu einem glücklichen Leben finden.

Lebenskünstler: Wie lernt man Glück?
Aristoteles: Auf der einen Seite theoretisch. Der wichtigste Faktor ist die Sorge. Aber nicht die ängstliche Sorge, sondern die umsichtige und vorausschauende Sorge, die macht der Gleichgültigkeit gegenüber dem Leben ein Ende und man kommt zur Wahl des Glücks. Auf der anderen Seite geht es um den praktischen Lernprozess - durch ständiges Üben, auch Gewohnheit genannt. Die Grundlage des faktischen und ethischen Handels - und nicht bloßer Zufall.

Lebenskünstler: Muss ich ständig Tun um ein „erfülltes Leben" zu erreichen?
Aristoteles: Ja und nein. Ein erfülltes Leben benötigt ein ständiges tätig Sein ohne Abschluss. Jedoch geht es im Leben auch um die gesamte Fülle - im positiven wie im negativen. Deshalb braucht jedes Leben auch untätig Sein oder Trauriges. Denn nur das Aktive wäre unmöglich und nur das Schöne wäre langweilig.

Lebenskünstler: Wenn glück etwas Göttliches ist, was können dann Atheisten tun?
Aristoteles: Gott ist hier nicht als Personalie gedacht, sondern vielmehr als kosmisches Prinzip. Das Glück ist das A und O unseres Lebens. Das ganz große Ziel. Darauf richtet sich all unser Tun. Deshalb ist es das Höchste, was es zu erreichen gilt. Und man wählt es, indem man der Energie des Glücks Raum gibt.

Lebenskünstler: Herzlichen Dank für das Gespräch und die geballte Ladung Glück!

Konfuzius sagt – Ja was eigentlich?

Diese Frage stelle ich heute dem Erfinder der Goldenen Regel persönlich, Konfuzius. Wir sprechen über die wichtigen Themen Menschlichkeit, den Sinn des Lebens und Facebook.

Lebenskünstler: Hallo Konfuzius, ich hoffe es ist ok wenn ich dich mit du anspreche? Erkläre doch bitte kurz wie die Goldene Regel lautet und worum es dir dabei geht?
Konfuzius: "Was du selbst nicht wünschst, das tue auch anderen nicht an" Diese Regel ist so einfach und kurz, ich denke sie ist selbsterklärend. Sie ist selbst für die Facebook-Generation kurz genug, meine ich, sie lässt sich sogar bestens in eins von den Facebook-Regel-Bildchen reinbasteln.

Lebenskünstler: Der Satz kommt mir bekannt vor, findet sich nicht eine ähnliche Regel im Alten Testament?
Konfuzius: Wie wahr, leider gab es zu meiner Zeit noch kein Copyright - denn meine Schriften waren ca. 500 Jahre vor dem Alten Testament. Auf Ideendiebstahl kann ich aber wohl niemanden mehr verklagen, das wäre wohl sinnlos.

Lebenskünstler: Apropos sinnlos, was ist deiner Meinung nach der Sinn des Lebens?
Konfuzius: Dào

Lebenskünstler: Kannst du das vielleicht ein bisschen näher ausführen?
Konfuzius: Dáo - der rechte Weg. Den rechten Weg gehen und der besteht aus „ren" - Menschlichkeit. Menschlichkeit wiederum kommt durch Selbstachtung, Selbststärkung und Selbstprüfung hervor. Aus unserem Leben selber, nicht aus anderen Quellen wie der Religion, muss der Sinn geschöpft werden.

Lebenskünstler: Du appellierst also für mehr Egoismus?

Konfuzius: Nein, Selbstachtung ist die Grundvoraussetzung um auch für andere Achtung zu empfinden, die Grundlage aller sozialen Systeme wie Familie, Gemeinde und Staat. Denn Tugend ist nicht allein sondern immer mit unserem Nachbarn. So würde ich zum Beispiel wegen ein paar hässlicher Gartenzwerge keinen Streit vom Zaun brechen.

Lebenskünstler: Und was hat es mit der Selbststärkung und Selbstprüfung auf sich.

Konfuzius: Bei der Selbststärkung soll die Selbstachtung in den Widrigkeiten des Alltags zu einer stabilen Lebenshaltung werden, notfalls auch gegen den Strom der angepassten Gesellschaft. Es geht um eine innere Festigung. Und die Prüfung ist das innerliche Gericht, im Westen auch reines Gewissen genannt.

Lebenskünstler: Zu guter Letzt - du hast 162.963 Likes auf Facebook, 160.000 mehr als der Lebenskünstler. Woher glaubst du kommt deine Popularität? Bist du am richtigen Weg?

Konfuzius: Selbst Epikur hat nur 42.944 Fans. Das liegt vielleicht daran, dass ich schon ein paar Jahre mehr am Buckel habe. Ob ich deshalb populärer bin, kann ich nicht sagen. Das ist aber auch nie mein Ziel gewesen, denn mein Ziel ist das Dào – der rechte Weg!

Lebenskünstler: Besten Dank für die weisen Worte!

Epikur im Interview mit dem Lebenskünstler

Ich sprach mit dem Meister der Lebenskunst und dem Gründervater der epikurischen Philosophie Epikur über die Themen **Lust, Glück und Shopping.**

Lebenskünstler: Herr Epikur, Sie haben mit Ihrer Lehre viele Anhänger hinter sich geschart und vielen Menschen geholfen. Aus heutiger Sicht, welche Aussage würden Sie als eine Ihrer wichtigsten bezeichnen und warum?

Epikur: Ich denke die folgende: **„Es ist nicht möglich, lustvoll zu leben, ohne dass man vernunftgemäß, schön und gerecht lebt, noch vernunftsgemäß, schön und gerecht ohne lustvoll zu leben".** Warum? Weil darin mein Lustbegriff ins richtige Licht gerückt wurde. Die meisten Tölpel haben Lust falsch interpretiert oder für sich so ausgelegt, dass sie sich hemmungslosen Orgien hingeben konnten. Diese alten Griechen hatten es nämlich Faustdick hinter den Ohren. Puh da könnte ich Ihnen Geschichten erzählen.

Lebenskünstler: Was verstehen Sie denn genau unter Lust?

Epikur: Es ist der Zustand, in welchem ich die Ruhe genießen kann, **eine natürliche Ruhe.** Dass ich mit Freude am Reichtum der Natur teilhaben und ein bescheidenes Leben führen kann.

Lebenskünstler: Und wie sieht es mit den fleischlichen Gelüsten aus?

Epikur: Das ist genau das Missverständnis, das ich meine. Wir Epikurer ziehen nämlich **die geistige Lust der Sinneslust** vor, welche nur eine Lust der zweiten Kategorie ist - natürlich aber nicht notwendig.

Lebenskünstler: In welcher Kategorie der Lüste befindet sich Ihrer Meinung nach die Lust auf Shopping?

Epikur: Zu meiner Zeit war das noch keine Lust. Wie einem der simple Akt des Einkaufens Lust bereiten kann, ist mir sowieso ein Rätsel, das ich wohl nicht mehr lösen werde können. Da das Shopping zum Spaß ein Luxus ist, **weder natürlich noch notwendig ist**, gehört es in die dritte Kategorie der sogenannten Luxusbedürfnisse, denn es hat auch schädliche Auswirkungen.

Lebenskünstler: Können Sie Beispiele dieser schädlichen Auswirkungen des einfachen Shoppingvergnügens nennen?

Epikur: Für den einzelnen führt Konsum nur zu einem kurzen Glücksgefühl, welches sich später als Belastung herausstellen wird. Es entsteht Unzufriedenheit durch den Vergleich. Sobald die neue Anschaffung nicht mehr der heißeste Scheiß am Markt ist, kommt wieder die Begierde nach einem neuen Produkt. Im schlimmsten Fall führt dieser Teufelskreis zur Kaufsucht. Und für die Allgemeinheit bedeutet die Kauf- und Wegwerfmentalität zusätzlich einen enormen Energieverbrauch. Sollte ich nochmal ein Buch verfassen, würde es den Titel tragen: „Weniger Shopping, mehr Leben"

Lebenskünstler: Was bedeutet für Sie persönliches Glück?

Epikur: Die Freude an den kleinen Vergnügen. Nur so lässt sich inneres Glück finden. Zudem ist die wichtigste Voraussetzung für inneres Glück die Überwindung der Furcht. Ich wurde dahingehend hier bereits zitiert - **Solange ich lebe, brauche ich mich vor dem Tode nicht fürchten, denn wenn ich Tod bin, lebe ich nicht mehr.**

Lebenskünstler: Und was bedeutet das für die Lebenden?

Epikur: Ein bisschen mehr im **hier und jetzt leben!**

Lebenskünstler: Vielen Dank für das Gespräch!

Persönliches und Du

52 Fragen, die Dein Leben verändern (können)

Gerne machen wir uns bei schwierigen Fragen des Lebens auf die Suche nach einfachen Antworten. Wir suchen Rat bei Freunden, der Familie, manchmal in den Medien oder auch in Büchern. Doch können uns andere wirklich eine Antwort auf die schwierigen Fragen des eigenen Lebens geben oder braucht es doch eine Einkehr. Sokrates war der Meinung, dass wir durch unsere Fragen zu Erkenntnis kommen. Und ganz im Sinne der Mäeutik von Sokrates möchte ich heute ein paar Fragen auflisten - für Dich ganz persönlich.

Als ich noch im Hamsterrad steckte und meiner täglichen Routine nachgegangen bin, hat mir manche dieser Fragen das Herz geöffnet. Manche habe ich bis heute nicht für mich beantworten können. Doch egal, die Antworten liegen nicht draußen in Büchern, Blogs (außer diesem hier;-)), Fernsehsendungen oder in der Familie. Nein, die Antworten, damit ein selbstbestimmtes, gutes und zufriedenes Leben gelingen kann, liegen in einem selbst. Im Folgenden habe ich 52 Fragen aufgelistet, die zu einer positiven Veränderung führen können. Wenn Du Lust hast, stell Dir selbst jede Woche eine andere Frage. So findest Du Schritt für Schritt vielleicht eine Antwort, die Dich zu mehr Selbsterkenntnis führt und eine Veränderung erleichtert.

- Wie würde ich mein Leben führen, wenn ich unbeobachtet wäre, wenn mir niemand in mein Leben reden würde?
- Was möchte ich meinen Kindern weitergeben? Welche Werte?
- Was hat mich als Kind fasziniert?
- Worüber rege ich mich oft auf?

- Was ist mir in meinem Leben existentiell wichtig?
- Was soll ein Leitprinzip in meinem Leben sein?
- Was würde ich wirklich vermissen, wenn ich es nicht mehr hätte?
- Wenn ich 3 Dinge in diesem Land verändern könnte, welche Dinge wären das?
- Was sollten andere Menschen öfter tun?
- Welche Eigenschaften sind mir so wichtig, dass sie in einer Grabrede oder einem Nachruf genannt werden sollen?
- Was möchte ich für ein Vater, Ehemann, für ein Freund oder Sohn sein?
- Mit welchen Geschichten sollen mich die anderen in Erinnerung behalten?
- Was möchte ich getan haben, was den Menschen um mich herum geholfen hat?
- Wofür würdest Du kämpfen? Und welcher Wert steckt dahinter? Vielleicht für Deine Ehe, dann ist Treue Dein Wert.
- Verlange ich zu viel von mir?
- Und wenn ja, warum verlange ich so viel von mir?
- Muss das alles so sein?
- Und wieviel Zeit wird Dir täglich von den Medien gestohlen?
- Gehst Du Deinen eigenen Weg oder folgst Du der Herde?
- Wo möchte ich mein Leben verbringen?
- Wieviel Platz brauche ich wirklich?
- Welche Fortbewegungsmittel möchte ich verwenden?
- Warum mache ich die Dinge?
- Aus Konvention (es zu machen weil es alle so machen)?
- Aus Tradition (es zu machen weil es immer so gemacht wurde)?
- Von welchen Bindungen kann ich mich lösen?

- Auf welche Beziehungen kann ich verzichten?
- Welche Meinungen lassen sich ignorieren?
- Was möchte ich loswerden? Was stört mich schon lange?
- Was möchte ich ändern?
- Von wem oder was werde ich beeinflusst?
- Wann wurden die großen Entscheidungen getroffen?
- Wohin will ich eigentlich?
- Welche Möglichkeiten habe ich?
- Was will ich tun?
- Was soll für mich gelten?
- Was erscheint mir als schön und gut?
- Was versetzt mich in innere Unruhe?
- Wann und wobei muss ich mich immer aufregen, was bereitet mir Sorgen?
- Kann ich das direkt beeinflussen?
- Wenn nein – wer oder was kann es beeinflussen und wie habe ich auf denjenigen oder dasjenige Einfluss?
- Kann ich etwas tun oder soll ich es belassen?
- Was konkret kann ich tun?
- Was ist jetzt an der Zeit zu ändern?
- Was bleibt für später offen?
- Wie konnten meine Vorfahren – Eltern oder Großeltern – ohne diesen medialen Schnickschnack überhaupt überleben?
- Gebrauche ich vorhandene Gegenstände regelmäßig?
- Wenn ich nur ein Zimmer für mich zur Verfügung hätte, welche Gegenstände würde ich dort unterbringen?
- Würde ich einen bestimmten Gegenstand vermissen, wenn er nicht mehr da wäre?
- Wie oft gehe ich meiner Leidenschaft nach?

- Wieviel Zeit verbringe ich mit unangenehmen Arbeiten?
- Was habe ich als Kind gerne gemacht?
- Worauf habe ich in letzter Zeit vergessen?
- Wieviel Zeit verbringe ich mit lieben Menschen?

Und war etwas dabei für Dich?

All diese Fragen sind auch Teil meines Buches Werde Lebenskünstler. Darin findest Du Inspirationen und Methoden, um Deinem Leben Sinn zu geben und positive Veränderungen herbeizuführen. Ein Buch dass mit philosophischer Logik zu mehr Klarheit, Gelassenheit und Zufriedenheit führt. Wenn Du Lust hast, dann schau vorbei.

Viel Spaß jedenfalls bei der Suche nach Dir selbst.

Herzlichen Dank, liebe Lebenskünstlerin und lieber Lebenskünstler!

Ich hoffe, Dir hat dieses kleine Potpourri gefallen und ich konnte Dir ein paar Inspirationen, Denkanstöße und Möglichkeiten aufzeigen.

Ich habe noch eine gute Nachricht für Dich. Es geht weiter. Wie Du weißt, ist der Weg des Lebenskünstlers ja nie zu Ende. Folge mir weiter auf meinem Blog lebenskuenstler.co und Du wirst dort noch weitere Inspirationen für Deinen Weg finden. Ich wünsche Dir alles Gute und viel Spaß auf Deinem weiteren Weg.

Ich freue mich, Dich als Lebenskünstlerin begrüßen zu dürfen. Genieße den Weg der Lebenskunst

Liebe Grüße

Karl

Werde Lebenskünstler

Für ein selbstbestimmtes, gelassenes und zufriedenes Leben

Wie wird man zum Lebenskünstler? Indem man sein Leben bewusst, aktiv und selbstbestimmt gestaltet. Das Ziel des Lebenskünstlers ist es, ein Leben mit mehr Selbstbestimmung, Gelassenheit und Zufriedenheit zu führen. Genau darum geht es in diesem Buch.

Der Autor Karl Allmer zeigt darin Möglichkeiten und Methoden auf, seinem Leben Sinn zu geben und positive Veränderungen herbeizuführen. Das Buch führt mit philosophischer Logik zu mehr Klarheit, Gelassenheit und Zufriedenheit. So schließt sich der Kreis der Lebenskunst.

Neben persönlichen Erfahrungen präsentiert der Autor praktische Übungen und inspirierende Zitate. Werde Lebenskünstler ist ein motivierendes Gesamtwerk, das letztendlich als Basis dient, ein schönes und gutes Leben im Sinne der Lebenskunst zu führen.

Über den Autor

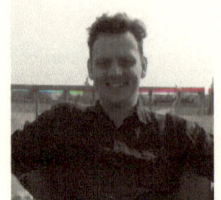 Karl Allmer, Blogger, Autor, Philosophiestudent, ewig Reisender, begeisterter Familienvater und ehemaliger Angestellter. Im September 2014 startet er den Blog und das Projekt Lebenskuenstler.co. Heute erreicht er damit monatlich tausende Leser und inspiriert sie dazu, sich auf den Weg der Lebenskunst zu machen.

In seinem Blog beschäftigt er sich mit den Themen Sinn des Lebens, Selbstmächtigkeit, Veränderung, Gelassenheit, Zeit, Genuss und Glück.
Der Blog soll Menschen dazu motivieren, dem Druck und dem Stress des Alltags Stück für Stück leise Servus zu sagen, um einen individuellen Lebensweg zu gehen.
Er lebt als Blogger und Autor mit seiner Familie in Spanien.

www.ingramcontent.com/pod-product-compliance
Lightning Source LLC
Chambersburg PA
CBHW050451290526
45786CB00006B/2249